Wolfgang Wöller

Dissoziation

Viele Begriffe, die wir aus der Psychoanalyse kennen, blicken auf eine lange Geschichte zurück und waren zum Teil schon vor Freuds Zeit ein Thema. Einige Begriffe haben längst den Weg aus der Fachwelt hinaus in die Umgangssprache gefunden. Alle diese Begriffe stellen heute nicht nur für die Psychoanalyse, sondern auch für andere Therapieschulen zentrale Bezugspunkte dar.

Die Reihe »Analyse der Psyche und Psychotherapie« greift grundlegende Konzepte und Begrifflichkeiten der Psychoanalyse auf und thematisiert deren jeweilige Bedeutung für und ihre Verwendung in der Therapie. Jeder Band vermittelt in knapper und kompetenter Form das Basiswissen zu einem zentralen Gegenstand, indem seine historische Entwicklung nachgezeichnet und er auf dem neuesten Stand der wissenschaftlichen Diskussion erläutert wird.

Alle Autorinnen und Autoren sind ausgewiesene Fachleute auf ihrem Gebiet und können aus ihren langjährigen Erfahrungen in Klinik, Forschung und Lehre schöpfen. Die Reihe richtet sich in erster Linie an Psychotherapeutinnen und -therapeuten aller Schulen, aber auch an Studierende in Universität und Therapieausbildung.

Unter anderem sind bereits erschienen:
Band 3 Wolfgang Berner: Perversion. 2011.
Band 4 Hans Sohni: Geschwisterdynamik. 2011.
Band 5 Joachim Küchenhoff: Psychose. 2012.
Band 6 Benigna Gerisch: Suizidalität. 2012.
Band 7 Jens L. Tiedemann: Scham. 2013.
Band 8 Ilka Quindeau: Sexualität. 2014.
Band 9 Angelika Ebrecht-Laermann: Angst. 2014.
Band 10 Hans-Dieter König: Affekte. 2014.
Band 11 Bernhard Strauß: Bindung. 2014.
Band 12 Ludwig Janus: Geburt. 2015.
Band 13 Jürgen Grieser: Triangulierung. 2015.
Band 14 Bernd Nissen: Hypochondrie. 2015.
Band 15 Roland Voigtel: Sucht. 2015.
Band 16 Joachim Küchenhoff: Depression. 2017.
Band 17 Diana Pflichthofer: Trennungen. 2017.
Band 18 Gianluca Crepaldi: Containing. 2018.
Band 19 Thomas Auchter: Trauer. 2019.
Band 20 Mathias Hirsch: Schuldgefühl. 2020.

Band 21 **Analyse der Psyche und Psychotherapie**

Wolfgang Wöller

Dissoziation

Unter Mitarbeit von Helga Mattheß

Psychosozial-Verlag

Bibliografische Information der Deutschen Nationalbibliothek
Die Deutsche Nationalbibliothek verzeichnet diese Publikation
in der Deutschen Nationalbibliografie; detaillierte bibliografische Daten
sind im Internet über http://dnb.d-nb.de abrufbar.

Originalausgabe

E-Mail: info@psychosozial-verlag.de
www.psychosozial-verlag.de

Umschlaggestaltung & Innenlayout nach Entwürfen
von Hanspeter Ludwig, Wetzlar
Satz: metiTec-Software, me-ti GmbH, Berlin
www.me-ti.de
ISBN 978-3-8379-3006-1 (Print)
ISBN 978-3-8379-7693-9 (PDF-E-Book)

Inhalt

Einleitung

Wir verstehen heute unter einer Dissoziation einen komplexen psychophysiologischen Prozess, bei dem es zur Desintegration wichtiger psychischer Funktionen kommt. Grundlegend ist deren teilweise oder vollständige Unterbrechung auf unterschiedlichen psychologischen und psychophysiologischen Ebenen. Prinzipiell kann jeder neuropsychische Prozess und jede psychologische oder körperliche Funktion unterbrochen sein. Das kann die Wahrnehmung des Selbst, des eigenen Körpers und der Umgebung, die Erinnerung an Vergangenes, das Wiedererkennen des Bekannten, die Verfügbarkeit über vorhandenes Wissen und den Zugang zur Emotionalität betreffen. Auch körperliche Funktionen können desintegriert sein und sich in Störungen der Bewegungen oder der Sinneswahrnehmung manifestieren: Die Kontrolle über die Motorik kann verloren, Funktionen der Sinnesorgane wie das Sehen, Riechen, Schmecken oder Tasten können vermindert oder verändert sein (Dell & O'Neil, 2009).

Das Spektrum dissoziativer Phänomene ist außerordentlich vielfältig und reicht von leichteren Dissoziationen im Alltagsleben über klinisch bedeutsame dissoziative Symptome bis hin zu schweren dissoziativen Pathologien:

- Dissoziationen können als *normalpsychologische Phänomene* prinzipiell bei jedem Menschen auftreten.
- Sie können sich als klinisch diagnostizierbare und in deskriptiven Klassifikationssystemen erfassbare *dissoziative Störungen* präsentieren, zum Beispiel
  - als dissoziative Amnesie, als Ausfall einer Sinnesqualität oder Körperfunktion, als dissoziatives Anfallsgeschehen,
  - in Phänomenen der Depersonalisation oder Derealisation oder in der partiellen oder vollständigen Ausprägung einer Dissoziativen Identitätsstörung.

- Dissoziationen können sich aber auch als dissoziative Symptome im Rahmen anderer Störungsbilder zeigen, die nicht zu den dissoziativen Störungen im engeren Sinne zählen, etwa als Teil der Symptomatik der neu geschaffenen Kategorie einer *Komplexen posttraumatischen Belastungsstörung* (ICD-11, siehe Maercker et al., 2013; Reed et al., 2018).
- Schließlich können dissoziative Mechanismen – unabhängig davon, ob eine dissoziative Störung im Sinne der ICD oder eine sonstige dissoziative Symptomatik besteht – eine klinisch relevante *Aufspaltung der Persönlichkeitsorganisation* bewirken. Dies kann bei unterschiedlichen Störungsbildern vorkommen: zum Beispiel bei schweren Persönlichkeitsstörungen, Essstörungen oder Abhängigkeitserkrankungen. Die dissoziativen Mechanismen sind in diesem Falle dafür verantwortlich, dass – mitunter komplex ausgestaltete – Anteile der Persönlichkeit nicht ausreichend in die Gesamtpersönlichkeit integriert werden können.

Eine Vielzahl von Studien belegt Zusammenhänge zwischen klinisch relevanten dissoziativen Symptomen und psychischen Traumatisierungen, insbesondere durch sexuelle Gewalt, aber auch durch andere Formen der Misshandlung in der Kindheit (Vermetten et al., 2007). Auch fehlende elterliche Responsivität und eine gestörte Kommunikation vonseiten wichtiger Bezugspersonen konnten als Prädiktoren späterer dissoziativer Symptome identifiziert werden (Lyons-Ruth et al., 2006). Eine Dissoziation kann als eine unter traumatischen Bedingungen adaptive Schutzreaktion verstanden werden, die mit der Zeit maladaptiv geworden ist (Eckhardt-Henn & Spitzer, 2017; Mattheß & Sack, 2010).

Hat sich eine Neigung zum dissoziativen Reagieren einmal etabliert – wie typischerweise im Umfeld von Bindungstraumatisierungen –, kann sich ein charakterologischer Gebrauch der Dissoziation einstellen, in dessen Rahmen dieses Reaktionsmuster nicht nur bei einem drohenden Einbruch traumatischer Erinnerungen oder traumaassoziierter Alltagsstimuli, sondern auch bei Stressoren jeder Art einsetzt und die Kontinuität des Erlebens immer weiter unterminiert. Folge einer solchen, in der Regel im Kindesalter beginnenden Entwicklung ist, dass Kinder, die aufgrund ihres Lebensalters schon über »reifere« Abwehrmöglichkeiten verfügen, diese nicht in einem altersentsprechenden Maße in Anspruch nehmen und einüben, sondern weiterhin bei Belastungen auf den weniger reifen Modus des Dissoziierens zurückgreifen.

Die Auswirkungen dissoziativer Phänomene sind sehr unterschiedlich. Während einige Patienten[1] die immer schon vorhandenen dissoziativen Amnesien als etwas weitgehend so Normales erleben, dass sie sie im Alltag kaum noch bemerken, sind andere, sobald sie den Verlust der Kontinuität der eigenen Erfahrung bemerken, auf das Äußerste beunruhigt und durch die funktionellen Ausfälle in ihren Alltagsvollzügen stark behindert.

In der Kindheit kommt es aufgrund des wiederholt auffälligen und unkontrollierbaren Verhaltens typischerweise zum Ausschluss aus Peergroups, was den Betroffenen zunächst unverständlich erscheint, bis sie schließlich realisieren, dass sie »anders« als ihre Mitmenschen sind. Die unerwartete Unterbrechung normaler Funktionsabläufe kann für Betroffene irritierend sein und auf Beobachter befremdlich wirken; nicht selten werden die Symptome als erschreckend erlebt, oder sie sind mit Ängsten verbunden, »verrückt« oder geisteskrank zu werden, und die betroffenen Patienten fühlen sich der Unberechenbarkeit ihrer Zustandsveränderungen in ähnlicher Weise ausgeliefert wie den Übergriffen schädigender Bezugspersonen in der Vergangenheit.

Dissoziative Mechanismen können nicht nur zu klinisch diagnostizierbaren dissoziativen Symptomen führen, sondern auch ohne eine manifeste dissoziative Symptomatik schwerwiegend in die Organisation einer Persönlichkeit eingreifen, indem sie eine Aufspaltung der Persönlichkeitsorganisation bewirken. Diese Vorgänge sind in der traditionellen psychoanalytischen Terminologie überwiegend unter dem Begriff der »Spaltung« behandelt worden. Wir finden sie bei schweren Persönlichkeitsstörungen, namentlich bei der mit einem »Borderline-Muster« einhergehenden Persön-

---

1 Aus Gründen besserer Lesbarkeit wird in diesem Buch auf eine gegenderte Schreibweise verzichtet, auch wenn selbstverständlich immer alle Geschlechter angesprochen sind. Lediglich im Abschnitt zur »Therapeutischen Praxis« wird die weibliche Form verwendet und es ist von »der Patientin« und »der Therapeutin« die Rede, weil hier das weibliche Geschlecht stark überwiegt; natürlich sind auch hier immer alle Geschlechter impliziert.

lichkeitsstörung, bei der sich die wechselnde Aktualisierung nicht ausreichend integrierter Persönlichkeitsanteile als Identitätsstörung manifestiert, oder bei der Narzisstischen Persönlichkeitsstörung nach DSM-5, bei der Zustände kompensatorischer Selbsterhöhung mit Zuständen von Kleinheit und Nichtigkeit abwechseln (Wurmser, 2017).

Aber auch bei einem Teil der Essstörungen zeigen sich dissoziative Prozesse, vornehmlich bei der Anorexie, bei der destruktive Persönlichkeitsanteile, die für eine mitunter lebensgefährliche Gewichtsreduktion verantwortlich sind, unintegriert neben »erwachsenen« Anteilen stehen, die therapeutische Fortschritte erreichen wollen.

Bei einem Teil der Abhängigkeitserkrankungen, bei denen dissoziative Mechanismen nicht selten massive Wechsel der Persönlichkeitszustände bewirken (Wurmser, 1997), treten sie ebenso auf wie bei Artefakterkrankungen, bei denen nicht integrierte Persönlichkeitsanteile eine heimliche Selbstschädigung betreiben, während die Alltagspersönlichkeit davon oft keine oder nur vage Kenntnis hat (Plassmann, 1989).

Es ist wichtig festzuhalten, dass das Vorhandensein einer dissoziativen Symptomatik im Sinne der ICD-11 nicht zwangsläufig bedeutet, dass dissoziative Mechanismen auch zu einer klinisch relevanten Aufspaltung der Persönlichkeitsorganisation geführt haben. Sie können sich auch auf Absorptionsphänomene wie Aufmerksamkeitseinschränkungen beschränken, ohne dass durch sie die Organisation der Persönlichkeit berührt wäre. Umgekehrt schließt das Fehlen offensichtlicher dissoziativer Symptome die Möglichkeit nicht aus, dass dissoziative Mechanismen zu einer Aufspaltung der Organisation der Persönlichkeit beigetragen haben. Entsprechend kann, unabhängig vom Vorhandensein deskriptiv fassbarer dissoziativer Symptome, eine weitere Einteilung der dissoziativen Phänomene im Hinblick darauf vorgenommen werden, ob eine traumabedingte Aufspaltung der Persönlichkeit in dissoziierte Persönlichkeitsanteile vorliegt oder nicht. Tatsächlich ist es in therapiepraktischer Hinsicht wichtig zu unterscheiden, ob lediglich eine Minderung bestimmter Funktionen innerhalb ein und desselben zentralen Bewusstseinszustandes eingetreten oder ob es zur Aufspaltung des Bewusstseins in unterschiedliche Bewusstseinszustände gekommen ist.

Die Breite der dissoziativen Phänomene erfordert eine psychodynamisch informierte Diagnostik und eine detaillierte Auseinandersetzung mit den heutigen therapeutischen Möglichkeiten zur Behandlung der genannten Störungsbilder. Darauf soll im zweiten und dritten Teil dieses Buches näher eingegangen werden.

Frühe Beschäftigungen mit dissoziativen Phänomenen: Historische Vorläufer

Von den frühen Kulturen bis zum 19. Jahrhundert

Dissoziative Phänomene wurden in frühen Kulturen und Religionen überwiegend als Zustände der Besessenheit und Ekstase aufgefasst. Aufzeichnungen aus der altägyptischen Hochkultur beschreiben bereits psychische Verfassungen, die aus heutiger Sicht dissoziativen Zuständen entsprechen dürften. Aus Ägypten stammt auch die Vorstellung, dass eine im Körper umherwandernde Gebärmutter für die bei diesen Störungsbildern auftretenden wechselnden körperlichen Symptome verantwortlich sei. Sie begründet die Herleitung des Wortes »Hysterie« aus dem griechischen »hystéra«, das »Gebärmutter« bedeutet.

In der Bibel wird im Evangelium nach Markus (5,1–20) ein Mann erwähnt, der von unreinen Geistern besessen ist und von sich in der Wir-Form spricht. Es heißt dort, Jesus habe die unreinen Geister in eine Herde Schweine verwandelt; diese hätten sich anschließend ins Meer gestürzt und seien ertrunken. Die Bibelstelle liefert offensichtlich eine Beschreibung, wie eine Dissoziative Identitätsstörung erfolgreich mittels Exorzismus behandelt wurde (North, 2015).

Aus dem 16. Jahrhundert liegen verschiedene Berichte über Zustände der Besessenheit durch Teufel und Dämonen vor. Ein solcher Bericht beschreibt die Besessenheit der 25-jährigen Dominikanernonne Jeanne Fery, die in der französischen Stadt Mons lebte und in den Jahren 1584/85 durch Exorzismus behandelt wurde. Gegen Ende des 19. Jahrhunderts wurde der Fall neu veröffentlicht und im Zusammenhang mit ähnlichen Störungsbildern diskutiert. Die Symptomatik mit visuellen, akustischen sowie olfaktorischen Halluzinationen, pseudo-epileptischen Anfällen, Mutismus, dissoziativer Blindheit, Nahrungsverweigerung, Anästhesie, lang anhaltenden Zuständen der Ekstase, körperlichen Schmerzen und viszeralen Sensationen wurde als Ausdruck einer schweren Hysterie aufgefasst. Große Aufmerksamkeit erfuhren Berichte über wechselnde Persönlichkeiten im 17. Jahrhundert – darunter die Veröffentlichung des deutsch-schweizerischen Alchemisten und Astrologen Philippus Aureolus Theophrastus Bombastus von Hohenheim, genannt Paracelsus, aus dem Jahre 1646 über eine weibliche Tavernenbesitzerin, die sich in Gestalt wechselnder Persönlichkeiten präsentiert haben soll (van der Hart, 2016).

Während der folgenden beiden Jahrhunderte tauchten immer wieder Berichte über Personen auf, die plötzlich Verhaltensweisen an den Tag legten, als seien sie jemand anderes. Viele von ihnen wiesen ausgeprägte histrionische Züge und teilweise dramatische körperliche und neurologische Symptome auf. Die Erklärung der Phänomene als Wechsel der Persönlichkeitszustände erhielt nun unter Ärzten eine stärkere Aufmerksamkeit als die bisher populären Konzepte einer Besessenheit. Die Faszination für diese Phänomene stieß jedoch auch auf heftige Kritik und Skepsis vonseiten Professioneller, die bis zu ihrer kompletten Leugnung reichte.

Eine intensivere Beschäftigung mit dissoziativen Erscheinungen entwickelte sich im späten 18. Jahrhundert. Mit dem »animalischen Magnetismus« wurde eine neue Heilmethode entwickelt, bei der mittels hypnotischer Techniken alternative Bewusstseinszustände erzeugt wurden. Bei der Methode des »künstlichen Somnambulismus« wurden Patienten in einen Heilschlaf versetzt, während dessen sie sprachen; nach dem Erwachsen hatten sie keinerlei Erinnerung mehr an das Gesagte. Auch wenn sich die Theorie des animalischen Magnetismus bald als wissenschaftlich unhaltbar erweisen sollte, befassten sich Wissenschaftler weiterhin mit der Frage, wie die beobachteten Phänomene, insbesondere die Wechsel in andere Persönlichkeitszustände mit anschließender Amnesie, zu erklären seien.

Großes Interesse wurde den Phänomenen der Dissoziation in den Jahren von 1840 bis 1920 entgegengebracht. Das Problem der »gespaltenen«, »doppelten« oder »multiplen« Persönlichkeit war in dieser Zeit eines der Themen, die von Psychiatern und Philosophen am häufigsten diskutiert wurden (Ellenberger, 1996). Besonders häufig war von einem »doppelten Bewusstsein« (»double conscience«) die Rede, bei dem »somnambule« neben »luziden« Bewusstseinszuständen existierten; in seiner stärksten Ausprägung entsprach das beschriebene Störungsbild dem, was wir heute als »Dissoziative Identitätsstörung« bezeichnen. Zahlreiche Fallbeschreibungen wurden veröffentlicht, bei denen auch Zusammenhänge mit frühen traumatischen Erfahrungen erörtert wurden.

Eine systematische wissenschaftliche Beschäftigung mit den Phänomenen, die bei »hysterischen« Patientinnen beobachtet worden waren, begann in der zweiten Hälfte des 19. Jahrhunderts durch die französische Neurologie. Jean-Martin Charcot hatte entdeckt, dass sich hysterische Symptome durch Hypnose sowohl auflösen als auch induzieren lassen. Er nahm an, dass veränderte Anteile des Bewusstseins den zentralen pathologischen Mechanismus bilden. Zu seinen Schülern zählte neben Pierre Janet auch Sigmund Freud (Gast & Wabnitz, 2014; van der Hart, 2016).

Verminderte integrative Kapazität: Pierre Janet

Eine herausragende Stellung in der Erforschung dissoziativer Phänomene kommt dem französischen Psychiater Pierre Janet (1889) zu. Mit ihm ist das Konzept der Dissoziation am engsten verbunden, wenngleich der Begriff selbst bereits 1845 bei Jacques-Joseph Moreau de Tours erstmalig erwähnt wurde (van der Hart, 2016). Janet brachte die Störungen der »psychologischen Automatismen« mit abgespaltenen traumatischen Erfahrungen in Zusammenhang, die er für die Entstehung hysterischer Störungen verantwortlich machte.

Der Begriff der Dissoziation stand für Janet im Zentrum seiner Theoriebildung zu dem Phänomen des »doppelten Bewusstseins«, das er in den Zuständen der Hypnose, der Besessenheit, aber auch der Hysterie vorfand. Von ihm stammt zudem der Gedanke einer unzureichenden Integration zweier oder mehrerer Systeme von Gedanken und Funktionen, die die Grundlage der Persönlichkeit bilden. Die eingeschränkte integrative Kapazität bewirkt eine Unfähigkeit, Erfahrungen so zu integrieren, dass eine angemessene Wahrnehmung der Realität und mit ihr eine kreative Anpassung an sie möglich wird.

Zu seinem Konzept der Dissoziation war Janet durch Beobachtungen gelangt, die er bei der unter hysterischen Symptomen leidenden Patientin Lucie mithilfe posthypnotischer Suggestionen gemacht hatte. Er nahm an, dass die posthypnotischen Instruktionen in einem abgespaltenen Bewusstseinszustand aufgenommen und umgesetzt werden, ohne in das Bewusstsein des alltagsorientierten Persönlichkeitsteils zu gelangen. Mit diesem Konzept der Dissoziation ließen sich zahlreiche Phänomene doppelter Persönlichkeiten erklären, die in den letzten Jahrzehnten des 19. Jahrhunderts beschrieben wurden.

In seiner Schrift *L'automatisme psychologique* (1889) nahm Janet als ursächliche Bedingung für die verminderte integrative Kapazität ein Defizit an »nervöser« psychischer Energie im Sinne einer individuellen Prädisposition an. Gleichzeitig ging er davon aus, dass die Dissoziation der kognitiven, sensorischen und motorischen Prozesse erst im Kontext überwältigender traumatischer Erfahrungen zur Manifestation gelangt. Unter diesen Umständen kann die Kompartimentalisierung (Aufspaltung) der Persönlichkeit sogar adaptiv sein. Die als »idées fixes« bezeichneten dissoziierten Persönlichkeitsanteile verbleiben in einem zweiten System, von wo aus sie automatisch und unerwünscht wieder in das Alltagsbewusstsein eintreten können.

Die verminderte Integrationsleistung der Psyche kann in unterschiedlicher Weise zum Ausdruck kommen (Janet, 1889):

- Affekte, Sinneswahrnehmungen und Körperempfindungen können voneinander getrennt sein.
- Defizite der *Präsentifikation* können bewirken, dass bedrohliche Gefühle, Fantasien und Überzeugungen, die zu Erfahrungen der Vergangenheit gehören, als so wirklich und gegenwärtig erlebt werden, dass Gefühle der Bedrohung, Einsamkeit, Hilflosigkeit oder Scham von einer Qualität entstehen, als geschehe das Trauma in der Gegenwart.
- Eine eingeschränkte *Realisation* kommt in einem Entfremdungserleben zum Ausdruck, das mit dem Gefühl verbunden ist, nicht man selbst, sondern eine andere Person sei von den Traumatisierungen betroffen.

Die therapeutische Arbeit besteht nach Auffassung von Janet in der Unterstützung der integrativen Fähigkeiten; dies kann durch Verbalisieren des Erlebten geschehen. Janet hat drei Fälle von Patientinnen mit »multipler Persönlichkeit« beschrieben, mit denen er intensiv therapeutisch gearbeitet hatte (Putnam, 2003). Er entwickelte dazu einen phasenorientierten Ansatz, der noch heute die Grundlage der meisten traumatherapeutischen Ansätze bildet. Weiterhin konzipierte er verschiedene Methoden für die Behandlung dieser Patienten, die sich bis zum heutigen Tag in Therapieformen wiederfinden (Avdibegovic, 2012; ISSTD, 2011; Mattheß & Schüepp, 2013; Steele et al., 2017).

Von der Dissoziation zur Verdrängung: Sigmund Freud

In der frühen Phase seiner wissenschaftlichen Beschäftigung mit hysterischen Symptombildungen hatte Sigmund Freud in gemeinsamer Arbeit mit dem Internisten und Physiologen Josef Breuer bei den von ihnen untersuchten Patientinnen »hypnoide Bewusstseinszustände« beschrieben. Der von Jean-Martin Charcot übernommene Begriff des »Hypnoid« entsprach dem, was Pierre Janet als »Dissoziation« bezeichnet hatte. In diesen »hypnoiden Bewusstseinszuständen« fanden sich psychische Inhalte, die mit den übrigen Inhalten des Bewusstseins nicht in Verbindung standen. In einer vorläufigen Mitteilung »Über den psychischen Mechanismus hysterischer Phänomene« heißt es:

> »Die längere Beschäftigung mit diesen Phänomenen machte es uns wahrscheinlich, daß es sich bei jeder Hysterie um ein Rudiment des doppelten Bewußtseins handle und daß die Neigung zu dieser Dissoziation und damit zum Auftreten abnormer Bewußtseinszustände, die wir als ›hypnoide‹ bezeichnen wollen, das Grundphänomen der Hysterie sei« (Breuer & S. Freud, 1893a, S. 195).

Für Freud und Breuer war die Bewusstseinsspaltung das zentrale Phänomen der Hysterie:

> »Je mehr wir uns nun mit diesen Phänomenen beschäftigten, desto sicherer wurde unsere Überzeugung, jene Spaltung des Bewußtseins, die bei den bekannten klassischen Fällen als *double conscience* so auffällig ist, bestehe in rudimentärer Weise bei jeder Hysterie, die Neigung zu dieser Dissoziation und damit zum Auftreten abnormer Bewußtseinszustände, die wir als ›hypnoide‹ zusammenfassen wollen, sei das Grundphänomen dieser Neurose [...]. Grundlage und Bedingung der Hysterie ist die Existenz von hypnoiden Zuständen. Diese hypnoiden Zustände stimmen, bei aller Verschiedenheit, untereinander und mit der Hypnose in dem einen Punkte überein, daß die in ihnen auftauchenden Vorstellungen sehr intensiv, aber von dem Assoziativverkehr mit dem übrigen Bewußtseinsinhalt abgesperrt sind. Untereinander sind diese hypnoiden Zustände assoziierbar, und deren Vorstellungsinhalt mag auf diesem Wege verschieden hohe Grade von psychischer Organisation erreichen. Im übrigen dürfte ja die Natur dieser Zustände und der Grad ihrer Abschließung von den übrigen Bewußtseinsvorgängen in ähnlicher Weise variieren, wie wir es bei der Hypnose sehen, die sich von leichter Somnolenz bis zum Somnambulismus, von der vollen Erinnerung bis zur absoluten Amnesie erstreckt« (Breuer & S. Freud, 1895d, S. 91; Hervorh. i. O.).

Breuer und Freud sahen ihre Arbeiten in dieser Phase ihrer Zusammenarbeit ganz in der Tradition von Charcot und Janet. Wie Janet gingen sie von veränderten Bewusstseinszuständen aus, die durch traumatische Ereignisse in Gestalt von »Verführungen« durch Erwachsene hervorgerufen wurden. Mit ihm verband sie die Überzeugung von der Bedeutung nicht bewusster psychischer Vorgänge für die Entstehung der hysterischen Symptome. Die somatischen Symptome fassten sie ebenso wie er als »verkleidete« traumatische Erfahrungen auf; wie er nahmen sie an, dass in den hypnoiden Zuständen kindliche Zustände auftreten können, bei denen die Betroffenen sich fühlen, als befänden sie sich in der Zeit der Traumatisierung. Die unzureichende Verarbeitung der Erinnerung verursacht nach ihrer Auffassung das Leiden; der Hysteriker leidet »größtenteils an Reminiszenzen« (ebd., S. 86).

Die Erinnerungen sind von dem assoziativen Kontakt mit dem übrigen Bewusstsein ausgeschlossen; sie gehören zum gedanklichen Inhalt der hypnoiden Zustände. Der »eingeklemmte Affekt« versperrt ihnen den Weg in das Alltagsbewusstsein. Mit der Metapher des »Fremdkörpers im psychischen Gewebe« beschrieben sie die Andersartigkeit der traumatischen Erfahrungswelt, die inmitten von »neurotischem« psychischem Material angetroffen wird, wobei ein Trauma »nach Art eines Fremdkörpers wirkt, welcher noch lange Zeit nach seinem Eindringen als gegenwärtig wirkendes Agens gelten muss« (ebd.). Therapeutisch schien ihnen die mit affektiver Erinnerung einhergehende Abreaktion das geeignete Mittel zu sein, um den »eingeklemmten Affekt« zu lösen.

Den Begriff der »Spaltung« gebrauchten Breuer und Freud zu dieser Zeit synonym zu »Dissoziation«. Zunächst bezeichnete er noch keinen aktiven Abwehrmechanismus, sondern vielmehr einen pathologischen, durch die psychischen Traumatisierungen verursachten dissoziativen Bewusstseinszustand. Doch finden sich bald erste Hinweise auf eine Abgrenzung und Distanzierung von Janet, die offensichtlich mehr von Freud als von Janet ausgingen. Sie betrafen vor allem die Ablehnung der Auffassung einer »angeborenen Schwäche der Fähigkeit zur psychischen Synthese« (S. Freud, 1894a, S. 60). Die Beobachtung, dass auch Patienten, die mit klarem Verstand, kritischen Fähigkeiten und einem leistungsstarken Ich ausgestattet waren, hysterische Symptome entwickeln konnten, veranlasste sie zu der Annahme eines aktiveren, gegen die Erinnerung gerichteten Prozesses. In diesem Zusammenhang tauchte nun erstmalig auch der Begriff der »Verdrängung« auf; von einem »Willensakt des Kranken«, unverträgliche Vorstellungen zu verdrängen, war jetzt die Rede (Breuer & S. Freud, 1895d).

Obwohl Freud und Breuer die *Studien über Hysterie* (1895d) gemeinsam verfassten, setzten sie unterschiedliche Akzente. Während Breuer, Janet folgend, die Bedeutung hypnoider Zustände und das Vorhandensein unterschiedlicher mentaler Zustände hervorhob, ging es Freud bereits stärker um die Begriffe »Abwehr«, »Verdrängung« und »Konversion«. Dies sind jene Begriffe, die fortan die Grundlage seiner künftigen theoretischen Ausrichtung bilden sollten: Der Abwehrvorgang der Verdrängung bewirkt, dass bewusste Vorstellungen ins »dynamisch Unbewußte« verdrängt und so zu unbewussten Vorstellungen werden. Mit dieser Akzentsetzung hatte Freud schon damals eine Weichenstellung vorgenommen, die die Richtung seiner künftigen theoretischen Entwicklung bestimmen und letztlich in seine Neurosenlehre münden sollte.

Den Begriff der Konversion führte Freud in den *Studien über Hysterie* ein (Breuer & S. Freud, 1895d), um die Entstehung der bei Hysterien auftretenden körperlichen Symptome zu erklären. Unter einer Konversion verstand er die doppelte seelische Leistung der Verdrängung der konflikthaften Vorstellungsinhalte in das dynamisch Unbewusste einerseits und der gleichzeitigen Umwandlung seelischer Energie in eine somatische Innervation andererseits. Während er in spezifischer Weise unbewusste ödipale Konflikte im Auge hatte, sprachen sich spätere psychoanalytische Autoren dafür aus, den Begriff »Konversion« aus seiner Verknüpfung mit ödipalen Konflikten zu lösen und auch andere Konfliktmuster einzubeziehen; Otto Fenichel prägte in diesem Zusammenhang den Begriff der »prägenitalen Konversion« (Fenichel, 1975 [1945]).

Bekanntlich hat sich Freuds Neurosenmodell, das die hysterischen Symptome auf der Basis des Abwehrmechanismus der Verdrängung erklärt, durchgesetzt und das »dissoziativ-hypnoide« Modell an den Rand gedrängt. Aus heutiger Sicht erscheint die später als die »präanalytische Periode« eingeordnete erste Periode seines Schaffens als äußerst fruchtbare Phase der psychoanalytischen Theorieentwicklung, an die erst in letzter Zeit wieder angeknüpft wird. Möglicherweise hätte die Fortsetzung des von Breuer eingeschlagenen Weges die Grundlage für ein Verständnis der Entstehung dissoziativer Zustände, insbesondere auch der Dissoziativen Identitätsstörung, und ihrer Verursachung durch traumatische Einflüsse werden können – hätte sie nicht der Ausarbeitung und Verbreitung des Verdrängungsmodells im Wege gestanden.

Eine solche Sichtweise hätte insbesondere bei der Fallgeschichte »Anna O.« nahegelegen, die von Breuer und Freud in den *Studien über Hysterie* beschrieben wurde und die sich deutlich von den anderen in dieser Schrift beschriebenen Kasuistiken unterscheidet. Es entbehrt nicht einer gewissen Ironie, dass die erste Patientin, die mit der psychoanalytischen Methode behandelt wurde, mit großer Wahrscheinlichkeit unter einer Dissoziativen Identitätsstörung litt (Ellenberger, 1996): Neben depressiven und konversionsneurotischen Symptomen bestanden bei ihr

> »zwei ganz getrennte Bewusstseinszustände, die sehr oft und unvermittelt abwechselten und sich im Laufe der Krankheit immer schärfer schieden. In dem einen kannte sie ihre Umgebung, war traurig und ängstlich, aber relativ normal; im anderen halluzinierte sie, war ›ungezogen‹, d. h. schimpfte, warf die Kissen nach den Leuten [...] riss [...] die Knöpfe von Decken und Wäsche« (Breuer & S. Freud, 1895d, S. 17).

Anna beklagte zudem, »ihr fehle Zeit« (ebd.) und schilderte eine »tiefe Finsternis ihres Kopfes, wie sie nicht denken könne, blind und taub werde, zwei Ichs habe, ihr wirkliches und ein schlechtes, was sie zu Schlimmem zwinge« (ebd., S. 23). In Zeiten des »krankhaften Zustandes« litt Anna unter einer Amnesie. Freud und Breuer gingen davon aus, dass in den dissoziativen Zuständen, im »Hypnoid« und bei hysterischen Anfällen, abgespaltene Elemente einer traumatischen Erfahrung zum Ausdruck kamen.

Mit der Rücknahme seiner Verführungstheorie der Neurosen im Jahr 1906 vollzog Freud den entscheidenden Schritt, der seiner Abwehr- und Konflikttheorie den Weg bahnte, der ihn aber auch immer mehr von der Beschäftigung mit dissoziativen Phänomenen entfernte. Während er in der ersten Phase der Theorieentwicklung die hysterischen Phänomene auf »sexuelle Verführungen« im Kindesalter zurückgeführt hatte, entwickelte er im Laufe der Behandlung seiner Patientinnen zunehmend Zweifel an der »Verführungstheorie«. Schon in einem Brief an Wilhelm Fließ vom 21. September 1897 hatte er formuliert: »Ich glaube an meine Neurotica nicht mehr« (S. Freud, 1986, S. 283). »Er, Freud, habe die Schilderungen der Patienten für bare Münze genommen und darob übersehen, wie Dichtung und Wahrheit sich immer wieder vermengten«. Im Unbewussten gebe es kein Anzeichen für Realität, das es sicher gestatte, zwischen Wahrheit und Einbildung zu unterscheiden.

Zur Begründung für die Abkehr von der Verführungstheorie verwies Freud auf den ausbleibenden Erfolg der Behandlungen unter seinem bisherigen Konzept, da es ihm nicht gelungen sei, auch nur eine einzige Analyse zu einem befriedigenden Abschluss zu bringen. Auch bezweifelte er die Existenz so vieler väterlicher »perverser« Väter, die angesichts der Häufigkeit der Hysterie hätte angenommen werden müssen (Gasser, 1997, S. 421).

Es dürften jedoch auch andere Gründe für seine Neuorientierung maßgeblich gewesen sein, darunter die heftigen Proteste seiner Kollegen anlässlich seines Vortrags vor der Wiener Vereinigung für Psychiatrie und Neurologie am 21. April 1896, die einen Verlust an wissenschaftlicher Reputation befürchten ließen (Masson, 1984). Auch befremdete Reaktionen von Patientinnen, die seiner Praxis fernblieben, als sie von seiner Verführungstheorie erfuhren, mögen dazu beigetragen haben. Weiterhin schien Freud aufgrund eines Traums, in dem er aufgefordert wurde, die Augen zu schließen, angenommen zu haben, dass er vor Grenzüberschreitungen des eigenen Vaters gegenüber seinen Geschwistern »die Augen verschließen« musste (Kupersmid, 1993; Masson, 1984). Nicht zuletzt dürfte ihn die berechtigte Sorge umgetrieben haben, dass die fehlende gesellschaftliche Akzeptanz seiner Thesen zur Verführung von Kindern durch Erwachsene das psychoanalytische Projekt als Ganzes gefährden könnte. Es bestand demnach eine nicht unbedeutende Anzahl von Gründen, die ihm die Möglichkeit eines Irrtums wahrscheinlicher gemacht und die Abkehr von seiner ursprünglichen Theorie begünstigt haben.

Schließlich war es die weniger provokative Verdrängungstheorie, die auf der Basis seiner neu entwickelten Theorien zur infantilen Sexualität und zur zentralen Rolle des Ödipuskonflikts eine alternative Erklärung der Berichte über Verführungen im Kindesalter anbot. Weit mehr als die Bedeutung realer Ereignisse betonten diese Theorien die Rolle kindlicher Sexualfantasien bei der Entstehung der Neurosen. Nicht äußere schädigende Einflüsse, sondern Produkte der innerpsychischen konflikthaften Fantasiewelt des Kindes wurden als Erklärung der Berichte herangezogen. Freud nahm nun an, dass die Geschichten von an Hysterie erkrankten Patientinnen über sexuellen Missbrauch durch ihre Eltern das Ergebnis inakzeptabler infantil-sexueller

Triebimpulse und Fantasien seien. Diese Theorie war es, die schließlich in Zeiten einer gesamtgesellschaftlichen Verleugnung des sexuellen Missbrauchs der Psychoanalyse zum Durchbruch und Triumph verhalf.

Mit der Widerrufung der Verführungstheorie lehnte Freud ausdrücklich auch die von ihm früher vertretene Dissoziationstheorie ab:

> »Die Fälle, die man als Teilung des Bewußtseins beschreibt, […] können besser als wanderndes Bewußtsein angesehen werden, wobei diese Funktion – oder was immer es sein mag – zwischen zwei verschiedenen psychischen Komplexen hin- und herschwankt, die abwechselnd bewußt und unbewußt werden« (S. Freud, 1912g, S. 32).

Mit dem Abschied von der Dissoziationstheorie verabschiedete er sich auch von den mit ihr verbundenen Begriffen der »double conscience« und »Persönlichkeitsspaltung«: »Das ist alles noch so dunkel, so wenig wissenschaftlich bezwungen, daß ich mir verbieten muß, es vor Ihnen weiter zu erörtern« (ebd.).

Freud ersetzte in der Folge den ursprünglich verwendeten Begriff der Dissoziation mehr und mehr durch den Begriff der Verdrängung. Die Verdrängung verstand er als aktive Abwehrleistung mit dem Ziel, unerträgliches Erleben vom Bewusstsein fernzuhalten. Die Lehre von der Verdrängung wird für ihn zum »Grundpfeiler, auf dem das Gebäude der Psychoanalyse ruht« (S. Freud, 1914d, S. 54). Die Topik der Systeme »bewusst – vorbewusst – unbewusst« zieht ebenso wie die Systematik des späteren Strukturmodells der Psyche mit den Strukturen »Ich – Über-Ich – Es« andere Systemgrenzen für den »psychischen Apparat« als sie das Modell der Bewusstseinsspaltung mit der Präsenz »hypnoider Zustände« von Janet und Breuer vorsah. Die Konzeptualisierung hysterischer Phänomene als »hypnoide Zustände« erschien ihm nicht mehr sinnvoll, sodass er auf sie völlig verzichtete. Freud wollte eine völlig neue Psychologie schaffen, in deren Zentrum die Verdrängung stehen sollte (ebd.). Dadurch wurden seine frühen Einsichten verdeckt. Das Bedürfnis, sich von Janet abzugrenzen, trug dazu bei, aber auch sein Vorhaben, das neue Instrument der freien Assoziation an die Stelle der Hypnose zu setzen – womit er ohne Frage eine umfassende und kohärente Tiefenpsychologie schuf, jedoch um den Preis der Aufgabe seiner wichtigen frühen Errungenschaften. Stillschweigend ging das Konzept der Dissoziation in der Lehre von der Verdrängung auf.

Nachdem die Verdrängung zum entscheidenden Abwehrmechanismus avanciert war, verlor auch das Konzept der Spaltung an Bedeutung, auch wenn es in den späteren Schriften gelegentlich wieder aufgegriffen wurde, etwa in der Strukturtheorie. Freuds (1925h) Hinweis, dass die Unterscheidung zwischen Gut und Böse unverzichtbar sei, um psychische Orientierung zu ermöglichen, bildete die Grundlage für die Ausarbeitung der Spaltungsbegriffe auch entlang der polaren Dimension »gut – böse« in den nachfolgenden Theorienbildungen von Melanie Klein (1946), William Ronald D. Fairbairn (2000 [1943]) und Otto F. Kernberg (1978).

Gleichwohl hat Freud die Verführungstheorie nie ganz verworfen. In seinen späten Schriften finden sich Hinweise, dass er von den schweren pathogenen Effekten sexueller Kindesmisshandlungen überzeugt war. Dass sexueller Kindesmissbrauch tatsächlich vorkommt, leugnete Freud nicht, wohl aber das Ausmaß seiner Verbreitung. Die Dissoziation wird indessen systematisch aus dem Denken Freuds verbannt. Dies ist umso verwunderlicher, als er sich in seinen späteren Schriften wieder psychotraumatischen Einflüssen zuwandte, die von außen auf das Individuum einwirken.

In seiner Schrift *Jenseits des Lustprinzips* (1920g) legte er dar, wie die mit dem traumatischen Erleben verbundenen hohen Erregungsmengen den Reizschutz des psychischen Apparates durchbrechen; sowohl übermäßige Triebregungen als auch äußere Ereignisse können eine traumatische Situation erzeugen. Zwischen inneren und äußeren Faktoren besteht eine Ergänzungsreihe: Beide Einflüsse können mit einem Übermaß an Erregung verbunden sein und das Ich überwältigen und überfordern. Sie hinterlassen ein ohnmächtiges, hilfloses Ich, das nicht in der Lage ist, das Geschehen zu verarbeiten. Unbeschadet der heute nicht mehr nachvollziehbaren psychoökonomischen Begrifflichkeit nehmen seine Gedanken moderne Vorstellungen einer überforderten Verarbeitungskapazität der Psyche vorweg.

Auch der von Freud (1920g) formulierte Gedanke einer nachträglichen Meisterung der traumatischen Erfahrung wird heute noch als ein möglicher Beweggrund für Verhaltensmuster angesehen, die man als Traumawiederholung ansehen kann. So grundlegend diese Erkenntnis auch ist, bleibt die systematische Ausgrenzung der Dissoziation irritierend, denn neben anderen Aspekten, die zur Erklärung der vielschichtig motivierten Phänomene von Traumawiederholung und Reviktimisierung beitragen, spielen dissoziative Mechanismen eine wichtige Rolle. Tatsächlich kann eine stärkere Dissoziationsneigung eine mögliche Ursache für die erhöhte Wahrscheinlichkeit sein, wieder Opfer von Gewalt zu werden: In dem Maße, wie Erinnerungen an Übergriffe der Dissoziation unterliegen, kann auch das Wissen, wie man sich vor erneuten Übergriffen schützen und Gefahren antizipieren kann, durch dissoziative Mechanismen nicht mehr verfügbar sein – womit sich die Wahrscheinlichkeit einer Retraumatisierung erhöht (Wöller, 2005).

Es scheint, als habe Freud sich mit Erklärungen, die schnell zur Hand waren, über das quälende Problem der Bewusstseinsspaltung hinweggesetzt und dieses Versäumnis schließlich doch bemerkt. So schreibt er in *Das Ich und das Es* (1923b), dass unterschiedliche Identifizierungen das Bewusstsein übernehmen könnten, was Phänomene erklären würde, die man bei »multiplen Persönlichkeiten« antreffe. Darin bestehe vielleicht »das Geheimnis der Fälle von sogenannter *multipler Persönlichkeit*, daß die einzelnen Identifizierungen alternierend das Bewußtsein an sich reißen« (S. Freud, 1923b, S. 259; Hervorh. i. O.).

Doch sind dies periphere Momente in Freuds Theoriebildung. Fest steht, dass er sich von seiner frühen Dissoziationstheorie entschieden trennte und stattdessen der Verdrängungstheorie die zentrale Stellung einräumte. Als Folge dieser Annahme wurde die Traumagenese der Hysterie für lange Zeit nicht mehr beachtet und die ursprüngliche Konzeption der Dissoziation durch die Lehre von der Verdrängung als zentralem Abwehrmechanismus ersetzt. Die Folgen für die psychoanalytische Community waren beträchtlich: Fast ein Jahrhundert lang wurden von den meisten Psychoanalytikern oder anderen Professionellen Berichte über sexuellen Kindesmissbrauch überwiegend unter dieser Perspektive betrachtet.

Sexueller Missbrauch und Traumafolgen: Sándor Ferenczi

Sándor Ferenczi war der letzte Weggefährte und Schüler, von dem Sigmund Freud sich trennte, weil er nicht bereit war, seiner neu vorgegebenen Linie zu folgen. Über 25 Jahre, bis in die frühen 1920er Jahre hinein, war Ferenczi ein enger Vertrauter Freuds gewesen; mit ihm hatte er einen umfangreichen Briefverkehr gepflegt. Ferenczi hatte als Lehrer, Supervisor und Analytiker einen großen Einfluss auf eine ganze Generation von Psychoanalytikern ausgeübt, darunter Michael Balint, Melanie Klein, Margaret Mahler, Harry Stack Sullivan, John Bowlby und Erich Fromm. Er gründete die Budapester Schule der Psychoanalyse und war zeitlebens ihr Präsident. Er antizipierte viele spätere Entwicklungen und theoretische Konzepte bis hin zu gegenwärtigen Konzepten der Psychoanalyse (Howell, 2014).

Freud hatte Ferenczi noch ermutigt, mit Otto Rank an dem Buch *Die Entwicklungsziele der Psychoanalyse* (Ferenczi & Rank, 2009 [1924]) zu arbeiten, doch entfernten sich Ferenczis Auffassungen immer weiter von den seinen. Ferenczi betonte die Bedeutung der ersten Lebensjahre, während für Freud der Ödipuskomplex im Mittelpunkt der kindlichen Entwicklung stand. Ferenczi beschrieb die primäre Objektliebe durch die Mutter; Freud verfolgte das Konzept des primären Narzissmus. Jenem ging es mehr um Beziehung, diesem mehr um Wissenschaft. Auch in theoretischer Hinsicht ging er eigene Wege, indem er sich gegen eine Herleitung des Wiederholungszwangs aus dem Todestrieb aussprach.

In behandlungstechnischer Hinsicht führte Ferenczi die von ihm so genannte »aktive« Methode ein, den ersten Versuch, die passive und abwartende therapeutische Haltung des Analytikers durch aktives Intervenieren zu modifizieren, wenn die freien Assoziationen versiegten, um dem Patienten über »tote Punkt« in der Analyse hinwegzuhelfen. Die Vorrangstellung intellektueller Rekonstruktion von Kindheitserfahrungen sah er kritisch. Mit der stärkeren Betonung der interpersonellen Natur des Austauschs wich er radikal von der klassischen Position ab. Seine neue Art der analytischen Arbeit umschrieb er als Beziehungsangebot, das sich auf die heilsame Wirkung taktvoller und beruhigender Worte stützt, manchmal verstärkt durch einen ermutigenden Handdruck oder auch einmal durch ein freundliches Streicheln des Kopfs des Patienten. Nur mit Zärtlichkeit und Aufrichtigkeit sei es möglich, traumatische Zustände der Kindheit therapeutisch wiederzubeleben. Keinesfalls solle der Therapeut den Patienten von sich abhängig machen; vielmehr solle er seinen Einfluss nutzen, um ihm zu größerer Unabhängigkeit und zu mehr Mut zu verhelfen. Mit seiner Betonung der Wechselseitigkeit aller Prozesse kann Ferenczi als Vorläufer der relationalen Psychoanalyse angesehen werden. Freuds »väterlicher« setzte Ferenczi eine »mütterliche« Psychoanalyse entgegen.

Von 1920 bis in die frühen 1930er Jahre entwickelte Ferenczi seine Auffassungen zur Psychodynamik bei Traumatisierungen in der Kindheit und im Zusammenhang damit seine inzwischen von Freud abweichende Sichtweise zur Wirkung von Dissoziationen. Mit seiner Schrift »Sprachverwirrung zwischen dem Erwachsenen und dem Kind« (1972 [1933]), die heute als sein wichtigster Beitrag angesehen wird, hat er das Verständnis der Entwicklung der Objektbeziehungen nach psychischen Traumatisierungen der Kindheit wesentlich bereichert. Er beschrieb die Zuweisung von Schuld, die traumatisierte Kinder erleiden müssen, und arbeitete detailliert die Funktion der Mechanismen der »Introjektion« und der »Identifikation« heraus, die darin besteht, das Bedürfnis nach Liebe und Bindung in einem Umfeld von emotionaler Vernachlässigung, physischer Gewalt und sexuellem Missbrauch zu schützen.

Elizabeth F. Howell (2014) hat auf das vertiefte Verständnis des Mechanismus der Identifikation mit dem Aggressor aufmerksam gemacht, das Ferenczi 1933 entwickelt hatte. Ferenczi beschrieb in seinem klinischen Tagebuch, wie ein Kind, das misshandelt wird, mit automatischer Mimikry des Täters reagiert. In der hilflosen Situation kommt es zu einer automatenhaften Unterordnung unter den Willen des Täters. Diese angstgetriebene Identifikation der Beziehung zum Täter ist keine Identifikation, bei der die Handlungsfähigkeit erhalten bleibt (A. Freud, 2012 [1936]), vielmehr fällt das Kind in einen tranceähnlichen Zustand, in dem der Täter als Quelle der Angst auf depersonalisierte und derealisierte Weise im Fokus bleibt.

Ferenczi (1972 [1933]) ließ keinen Zweifel daran, dass er, anders als Freud, wieder zu der Auffassung zurückgekehrt war, dass Dissoziationen und Kindheitstraumata eng miteinander zusammenhängen. Es sei leichter, auf die Unzuverlässigkeit der Erinnerungen zu verweisen, als sich damit auseinanderzusetzen, dass Gewalt und Misshandlung gegenüber Kindern tatsächlich in derartig breitem Umfang geschähen. Er beschrieb, wie durch den sexuellen Angriff des Erwachsenen beim Kind eine Persönlichkeitsspaltung einsetzt. Das Kind hat keine andere Wahl, als sich dem Willen des Angreifers zu fügen; es muss sich mit ihm identifizieren. In einer »traumatischen Trance« versucht es, die traumatische Situation halluzinatorisch so zu verändern, dass es ihm möglich wird, das Erleben von Liebe zu bewahren und das Trauma ungeschehen zu machen: indem sich das Selbst aufspaltet in einen leidenden, brutal zerstörten Teil und einen, der alles weiß, aber nichts fühlt. Ferenczi beschrieb, wie unter den »Schocks« der Misshandlung die Abspaltungen in der Persönlichkeit zunehmen, wobei sich die einzelnen Fragmente wie getrennte Persönlichkeiten verhallten, die nichts von der Existenz anderer Persönlichkeiten wissen. Auf dem 12. Internationalen Psychoanalytischen Kongress 1932 in Wiesbaden stellte er fest: »Häufen sich im Leben des heranwachsenden Menschen die Erschütterungen, so wächst die Zahl und die Varietät der Abspaltungen« (Ferenczi, 1972 [1933], S. 311; siehe dazu: Bohleber, 2016).

In seinen Ausführungen zur Technik der Behandlung sparte Ferenczi nicht an Deutlichkeit, um die Grenzen der klassischen Technik bei schwer traumatisierten und dissoziativen Patienten aufzuzeigen. Nach seiner Auffassung würde eine klassische, explizit neutrale Technik sie eher retraumatisieren als heilen; authentisch und mütterlich zu sein schien ihm wichtiger als Einsicht und Deutung. Durchweg sprach er sich für Geduld, Freundlichkeit und Ehrlichkeit aus, nicht zuletzt auch für die Mitteilung negativer Gefühle auf beiden Seiten. Seine radikale Offenheit gegenüber seinen Patienten, seine Bereitschaft, auch auf Kritik von ihrer Seite zu hören und eigene Fehler anzuerkennen, werden erst jetzt in vollem Umfang anerkannt. Auch wenn er seine Gedanken einer »wechselseitigen« Analyse in seiner radikalen Ausprägung zuletzt selbst nicht als durchführbar ansah, glaubte er, dass jede Analyse zu einem gewissen Grad wechselseitig sein müsse – womit er eine Auffassung vorwegnahm, die für die interpersonalen und relationalen Theorien der neueren Zeit zentrale Bedeutung erlangt hat.

Freud bat Ferenczi, die Schrift, die er stark missbilligte, nicht zu veröffentlichen. Ferenczi, der sich ungerechtfertigt zurückgewiesen fühlte, veröffentlichte sie dennoch und entwickelte seine Ideen in seinem *Klinischen Tagebuch* von 1931 und 1932 weiter. In diesen Schriften, die beide erst posthum veröffentlicht wurden (Ferenczi, 2013 [1932]), hielt er seine Beobachtungen aufgrund seiner klinischen Experimente mit schwer kranken und interaktionell schwierigen Patienten fest. Sie sind fragmentarisch und unvollständig, doch finden sich in ihnen höchst originelle, wenngleich kontroverse Beiträge (Dupont, 1988). Immer deskriptiv an klinischen Erfahrungen orientiert, beschrieb er Beobachtungen, die in dieser Weise noch nicht beschrieben worden waren.

Was folgte, war die Geschichte seiner systematischen Marginalisierung. Dass Ferenczi von der Realität und einer weiten Verbreitung sexuellen Missbrauchs und körperlicher Misshandlung überzeugt war, dass er die äußere Realität höher bewertete als die ödipalen Fantasien, vor allem aber, dass er an der Dissoziationstheorie festhielt, dürfte Freud veranlasst haben, ihn aus dem Kreis seiner Anhänger auszuschließen. Ernest Jones, der Verfasser einer einflussreichen Biografie über Freud (1982) und in vieler Hinsicht sein Sprachrohr, verbreitete den Mythos der getrübten Geistestätigkeit Ferenczis, obwohl es genügend Zeugen seiner mentalen Stabilität gab. In einem Briefwechsel zwischen Freud und Jones wurde behauptet, Ferenczi leide unter einer »pseudologia phantastica« oder unter einer »Paranoia«; sogar von einer »Psychose« war die Rede (Masson, 1984). Als Ferenczi trotz des Zerwürfnisses dringend an Freud appellierte, Wien nach dem Reichstagsbrand zu verlassen, galt Jones dies als Beweis für dessen panikartige pathologische Verfassung (Jones, 1982). Der beste Beweis für seine geistige Scharfsichtigkeit bis in die letzten Lebensjahre sind jedoch seine Schriften aus dieser Zeit, die an gedanklicher Klarheit nichts vermissen lassen.

Der Pathologisierung und Stigmatisierung Ferenczis wurde von seinen Anhängern und bisherigen Unterstützern nicht genügend widersprochen; nur wenige verteidigten ihn (Balint, 1949; Dupont, 1988; Thompson, 1964). Michael Balint fürchtete, dass die Bedingungen nicht reif genug für die Publikation seiner letzten Werke sein könnten (Aron & Harris, 2010). Vermutlich wird man bei der Bewertung dieser Ereignisse berücksichtigen müssen, dass unter den Bedingungen des Faschismus die psychoanalytische Bewegung extrem bedroht war. Viele Psychoanalytiker waren damit beschäftigt, ihr Leben zu retten; vielen war es auch ein Anliegen, die Psychoanalyse vor dem drohenden Bedeutungsverlust zu bewahren.

Was war so »verwerflich« an Ferenczis Konzeption, dass er »exkommuniziert« und durch Nichtbeachtung bestraft werden musste? Vordergründig waren es seine behandlungstechnischen Experimente, die Anstoß erregten. Seine Betonung der Qualitäten von Sympathie, Liebe und menschlicher Zuwendung in der therapeutischen Beziehung standen in eklatantem Widerspruch zu Freuds Anforderungen an die Neutralität des Therapeuten. Man verwies darauf, dass er im Rahmen seiner behandlungstechnischen Experimente auch zärtliche körperliche Berührungen einsetzte. Doch waren diese bei näherem Hinsehen niemals grenzüberschreitend in einem ethisch bedenklichen Sinne.

Weitaus entscheidender war vermutlich, dass Ferenczi an der Bedeutung realer Traumatisierungen festhielt und die Berichte über sexuelle Übergriffe durch Erwachsene für reale Ereignisse und nicht für Fantasieprodukte der Patienten hielt. Vor allem dürfte eine Rolle gespielt haben, dass er die ursprüngliche und inzwischen »abgestoßene« Dissoziationstheorie nicht aufgegeben, sondern auch noch weiterentwickelt hatte. Indem die Aufmerksamkeit vorwiegend auf seine behandlungstechnischen Sonderwege gerichtet wurde, wurde gleichzeitig von seiner Entwicklung eines innovativen dissoziativen Modells der Psyche und seiner bahnbrechenden Beschreibung der Psychodynamik nach psychischen Traumatisierungen in der Kindheit abgelenkt. Denn gerade damit hatte er im Verständnis Freuds und seiner ihm eng verbundenen Anhänger die Konsistenz der psychoanalytischen Lehre und vielleicht sogar ihr Überleben gefährdet. Die Dissoziation sollte einfach nicht *das* organisierende Prinzip der Psyche sein; dazu waren vielmehr die Verdrängung ins dynamisch Unbewusste, die Zentralstellung des Ödipuskomplexes und die infantil-sexuellen Fantasiebildungen bestimmt.

Als Ferenczi im Jahre 1933 starb, waren nur noch vereinzelte Stimmen zu vernehmen, die seine Bedeutung angemessen einschätzten. Eine von ihnen war die amerikanische Psychoanalytikerin Clara M. Thompson (1964), die von ihm sagte, er sei der größte unter Freuds Schülern gewesen, und zwar nicht nur wegen seines bemerkenswerten Intellekts, seiner Vorstellungsgabe und seiner unbändigen wissenschaftlichen Neugier, sondern auch wegen seiner tiefen Einfachheit, Demut und Menschenfreundlichkeit. Vor diesem Hintergrund verwundert es nicht wenig, dass Freud, der bekanntlich das gesamte Spätwerk Ferenczis abgelehnt und maßgeblich zum Vergessen seiner Überlegungen beigetragen hatte, anlässlich seines Todes sagte, es sei unmöglich zu glauben, dass die Geschichte »unserer Wissenschaft« ihn je vergessen könne (S. Freud, 1933c, S. 299) – wobei er sich nur, wohlgemerkt, auf seine Schriften vor 1927 bezog.

Aus heutiger Sicht mag es schockierend erscheinen, wie Ferenczi aus der psychoanalytischen Bewegung verbannt und dem Vergessen preisgegeben wurde. Die Unterbewertung seiner Person hielt über Jahrzehnte an und setzte sich auch noch bis in die Zeit seiner »Wiederentdeckung« Ende des 20. Jahrhunderts fort. Pointiert könnte man sagen: Indem Ferenczi zum Schweigen gebracht wurde, wurden auch unzählige Opfer traumatischer Gewalt zum Schweigen gebracht. Erst in den letzten drei Jahrzehnten hat Ferenczi wieder jene Wertschätzung erfahren, die er verdient (Hirsch, 1997; Howell & Itzkowitz, 2016).

Beiträge abseits des frühen Mainstreams der Psychoanalyse: Multiplizität der psychischen Zustände

Mit seinem Entschluss, die Verführungstheorie der Neurosen zu widerrufen und die hysterischen Symptome seiner Patientinnen nicht mehr als hypnoide oder dissoziative Zustände, sondern als Ergebnis der Abwehr unbewusster Konflikte aufzufassen, hatte Sigmund Freud die Konflikthaftigkeit aller psychischen Phänomene, die Bedeutung der kindlichen Sexualität und die Rolle der Fantasiebildungen ins Zentrum seiner Lehre gerückt. In deutlicher Abgrenzung gegenüber den Auffassungen von Jean-Martin Charcot und Pierre Janet gab er damit der psychoanalytischen Bewegung eine unverwechselbare Identität. Vor diesem Hintergrund hat es den Anschein, als sei eine Diskussion dissoziativer Phänomene identitätsbedrohend für die psychoanalytische Bewegung gewesen. Mit Freud hatten sich die meisten seiner Anhänger ebenfalls von der Dissoziationstheorie ab- und der Verdrängungstheorie zugewendet. Nur noch wenige ließen sich nicht davon abbringen, ihren klinischen Beobachtungen zur Traumagenese hysterischer Symptombilder zu vertrauen und den Begriff der Dissoziation weiterzuverwenden. Zu ihnen gehörte neben Sándor Ferenczi auch Carl Gustav Jung – wie jener ein »Abweichler«, den der Bannstrahl Freuds traf.

Für Jung (1948) waren, ähnlich wie für Janet und den frühen Freud, schwere Kindheitstraumen entscheidend für die Entwicklung der Dissoziation. Er war stark durch Janet beeinflusst, bei dem er studiert hatte. Gewissermaßen hielt er die Lehre Janets unter dem Begriff des »Komplexes« am Leben, wobei ein »Komplex« als Pendant zu Janets Konzept der »fixen Ideen« angesehen werden kann. Komplexe bilden sich als Reaktion auf ein Trauma; sie enthalten Gedanken, Gefühle sowie emotionale und kognitive Muster, die durch eine affektive Tönung verbunden sind. Durch bestimmte Bedingungen können Komplexe ausgelöst werden und die Kontrolle über die Person erlangen (Ellenberger, 1996; Moskowitz, 2008).

Einige unter dem Blickwinkel moderner Konzepte zur Multiplizität in der Organisation der Psyche bemerkenswerte Beiträge stammen von Edward G. Glover (1932), der eine Vielfalt von Selbstzuständen annahm und ihre gelingende oder misslingende Integration in der normalen und pathologischen Entwicklung beschrieb. Seine Überlegungen wurden in der Theorie der Ich-Zustände von Paul Federn (1958) weitergeführt. Sie mündeten später in die viel beachtete Theorie der Ego-States von Helen H. Watkins und John G. Watkins (2012) und in die Konzeptionen von Fritz Perls (2014 [1974]), die alle ursprünglich Psychoanalytiker waren und auf deren Grundlage die heute weithin praktizierte therapeutische Arbeit mit Persönlichkeitsanteilen entstand.

Vorübergehend wuchs das Interesse an dissoziativen Phänomenen und multiplen Persönlichkeiten auch in der klinischen Psychiatrie. Eugen Bleuler, der mit Jung am Burghölzi-Hospital in Zürich zusammenarbeitete, übernahm von ihm den Begriff »Komplex«. Vor allem aber nutzte er die Begriffe der Spaltung und der Dissoziation, um eine psychische Störung, die bis dahin unter dem Namen »Dementia praecox« bekannt war, als »Schizophrenie«

neu zu benennen: Er verstand die Aufspaltung der psychischen Funktionen als das wichtigste Merkmal der Schizophrenie (Bleuler, 1975 [1916]).

Mit der Hinwendung zu den psychotischen Störungen gerieten die dissoziativen Störungen bald wieder aus dem Blickfeld. Leider hat sich die über die angenommenen Mechanismen der Spaltung oder Dissoziation des Selbst begründete Nähe zwischen den »Hysterien« und den »Schizophrenien« längerfristig als nachteilig erwiesen, nicht zuletzt weil sie zu der ungünstigen späteren Praxis beitrug, Patienten mit dissoziativen Störungen, namentlich solche mit Dissoziativen Identitätsstörungen, fälschlich unter der Diagnose »Schizophrenie« zu behandeln und Symptome, die als dissoziativ zu klassifizieren sind, der schizophrenen Psychose zuzuordnen (Moskowitz, 2008; Overkamp, 2005).

In der Theorieentwicklung der Psychoanalyse in den Jahrzehnten unmittelbar nach Freud verloren die traumatischen Ursachen gegenüber den triebbedingten Konflikten immer mehr an Bedeutung. Der Psychoanalyse ging es um die innere Welt des Psychischen und die Welt der unbewussten Fantasien; psychische Realität und unbewusste Fantasien sollten nicht einem »naiven« Verständnis äußerer Realität geopfert werden. Begriffe wie »Abwehr« und »Verdrängung« wurden ebenso wie die Konzepte des Unbewussten und des unbewussten Konflikts identitätsstiftend für die psychoanalytische Bewegung – mit der Konsequenz, dass die Beschäftigung mit psychischen Traumatisierungen als Folge zwischenmenschlicher und politischer Gewalt über lange Zeit vernachlässigt wurde. Auffällig war, dass während des Zweiten Weltkrieges der traumainduzierten Dissoziation eine ähnliche Aufmerksamkeit wie im Ersten Weltkrieg und in der Zeit danach nicht zuteilwurde. Es muss offenbleiben, ob dies auf den Einfluss der Psychoanalyse in der Praxis und Theoriediskussion oder auf die allgemeine gesellschaftliche Verleugnung psychischer Traumatisierungen in der damaligen Zeit zurückzuführen ist.

Sicherlich hat die Psychoanalyse zu Recht die Bedeutung der psychischen Realität reklamiert und sich gegen ein unreflekiertes Verständnis »objektiver« Realität verwahrt. Doch ist es nicht leicht, die komplexen Beweggründe zu verstehen, die es Vertretern der Psychoanalyse so schwer gemacht haben, eine adäquate Position zu finden. Offenbar erschien die Forderung nach angemessener Berücksichtigung »objektiver« Aspekte der äußeren Realität wie ein Angriff auf die psychische Realität und die Bedeutung des Unbewussten (Bohleber, 2016).

Spaltung und projektive Identifikation: Die kleinianische Theorietradition

Während eine Beschäftigung mit abgespaltenen Bewusstseinszuständen, wie sie bei klinisch manifesten dissoziativen Störungen vorkommen, praktisch unterblieb, haben Prozesse, die sich auf die Aufspaltung der Welt der Repräsentanzen und auf Spaltungen der Persönlichkeit beziehen, die psychoanalytische Theoriebildung nach Freud nachhaltig beschäftigt. Besonders in der von Melanie Klein (2000 [1946]) begründeten objektbeziehungstheoretischen Tradition des psychoanalytischen Denkens erhielten Spaltungsphänomene eine zentrale Stellung.

Nach Klein (2000 [1946]) vollzieht die kindliche Fantasie bereits im ersten Lebensjahr eine »primäre Spaltung« der Objektwelt in »gute« und »böse« Teilobjekte. Sie ist nicht nur Grundvoraussetzung für die psychische Entwicklung, sondern spielt auch bei den grundlegenden Prozessen der paranoid-schizoiden und depressiven Position eine wichtige Rolle. Unter dem Blickwinkel moderner entwicklungspsychologischer Befunde wird man die Gedankengänge Kleins, insbesondere ihre Vorstellungen zur Entwicklung der kindlichen Fantasiewelt, nicht als einer empirischen Überprüfung zugängliche Theorien – als solche müssten sie heute als klar widerlegt gelten (Deneke, 2013) –, sondern als anschauliche und für den klinischen Gebrauch nützliche Metaphern betrachten müssen.

Gleichwohl haben ihre Annahmen das psychoanalytische Denken bis zum heutigen Tag in höchst produktiver Weise angeregt. Nicht nur waren sie Ausgangspunkt für die wichtigen Beiträge Wilfred Bions; sie haben sich auch als fruchtbar erwiesen, um die Pathologie schwerer Störungsbilder und struktureller Ich-Störungen zu verstehen. Namentlich in den Theoriebildungen von Otto F. Kernberg (1978) zur Pathologie der Borderline-Persönlichkeitsorganisation spielen diese – als Spaltungsprozesse beschriebenen und heute als dissoziativ einzuordnenden – Prozesse eine wichtige Rolle. Schließlich kommt Melanie Klein das Verdienst zu, erstmals den klinisch hoch bedeutsamen Vorgang der projektiven Identifizierung beschrieben zu haben; dies kann nicht hoch genug eingeschätzt werden, wenngleich sich heute plausiblere Erklärungen für die klinischen Phänomene anbieten als die von ihr angenommenen.

Wilfred Bion (1990 [1962]), der sicherlich einflussreichste Theoretiker der kleinianisch-psychoanalytischen Tradition, lieferte ebenfalls wichtige Beiträge zum Verständnis von Spaltungsprozessen und klinischen Phänomenen, die mit dem Begriff der projektiven Identifikation beschrieben werden. Ungeachtet der von ihm gewählten metaphorischen Formulierungen und seiner eigenwilligen Theoriesprache, die allein schon einen Anschluss seiner Gedanken an die in den empirischen Entwicklungswissenschaften akzeptierte Theoriebildung mit den Möglichkeiten einer empirischen Überprüfung ausschließt, haben seine inspirierenden Beiträge das psychoanalytische Denken bis in die neuesten Verzweigungen ihrer Theorieentwicklung beeinflusst und bereichert.

Vor allem hat Bion – in der ihm eigenen Theoriesprache – dissoziative Phänomene beschrieben, indem er darauf hinwies, dass Spaltungsvorgänge nicht nur Gefühlszustände oder Selbst- bzw. Objektanteile, sondern auch Funktionen wie die Aufmerksamkeit, das Verbinden von Gedanken oder die Aufbewahrung von Erinnerungen – also prinzipiell alle psychischen Funktionen – betreffen können. Alle diese Elemente können, so seine Theorie, in »kleinteilige Fragmente« aufgespalten und durch projektive Identifizierungen aus der Persönlichkeit ausgestoßen werden. Einmal ausgestoßen, können sie mit fragmentierten Objektpartikeln verbunden werden, woraus »bizarre Objekte« entstehen können, die denjenigen gleichen, von denen sich psychotische Patienten verfolgt fühlen. Die kleinteiligen (»minute«) Spaltungen in »äußerst winzige Fragmente« tragen dazu bei, das Bewusstsein für die Realität zu zerstören. Pathologische Spaltungen können sich auch gegen das Denken richten, sie können die Verbindungen zwischen Objekten zerstören, die die Grundlage der Symbolbildung bilden. Das Verständnis der projektiven Identifizierung hat Bion zu dem Modell des »Container-Contained« ausgebaut, dessen anschauliche Metaphorik des »Deponierens« und »Metabolisierens« sich im klinischen Sprachgebrauch bis heute erhalten hat.

Persönlichkeit und Spaltung: Objektbeziehungstheorien der »Middle group«

Auch für die Theoretiker der »Middle group« oder »Independents«, vor allem William Ronald D. Fairbairn, Michael Balint und Donald W. Winnicott, die ideengeschichtlich zwischen der durch Anna Freud vorgegebenen Linie und der Theoriebildung Melanie Kleins anzusiedeln sind, spielten Spaltungsprozesse eine wichtige Rolle. Unter ihnen kommt Fairbairn (2000) insofern eine bemerkenswerte Sonderstellung zu, als er sich dezidiert auf die frühen Schriften Anna Freuds zur Genese hysterischer Phänomene bezog. Er hatte umfangreiche Erfahrungen in der Behandlung von Kindern, die missbraucht oder vernachlässigt worden waren und unter Bindungsstörungen litten; darüber hinaus hatte er seine Master-These über die »multiple Persönlichkeit« verfasst (Fairbairn, 1949).

Im Kontext seiner Theorie der Persönlichkeit, in deren Zentrum verinnerlichte Beziehungsmuster und eine Spaltung des Ich stehen, vertrat er die Ansicht, dass dem Mechanismus der Ich-Spaltung eine grundlegendere Bedeutung zukommt als dem Freud'schen Konzept der Verdrängung. Immer wieder nahm er auch auf den Mechanismus der Dissoziation Bezug, den er als einen passiven Prozess betrachtete, der in traumatischen Situationen einsetzt; er führe zu Spaltungen im Ich und begünstige die Entstehung von Subpersönlichkeiten und unterschiedlichen Persönlichkeitszuständen. Abgespaltene Teile des Ich bilden ein »libidinöses Ich«, andere ein »aggressives Ich« mit verfolgenden Qualitäten; beides sind Ich-Zustände mit eher infantilen Zügen. Das »libidinöses Ich« ist mit einem erregenden, das »aggressive Ich« – das auch als »innerer Saboteur« bezeichnet wird – mit einem zurückweisenden Objekt verbunden. Aufgabe der Therapie ist eine Integration der abgespaltenen Ich-Anteile durch das zentrale Ich, von dem erwartet wird, dass es »ein Maximum der an das libidinöse Ich und den inneren Saboteur abgetretenen Territorien zurückerobert« (Fairbairn, 2000 [1943], S. 163). Ähnlich wie schon Pierre Janet betrachtete er die »multiple Persönlichkeit« als eine extreme Manifestation der dissoziativen Phänomene, die auch die Hysterie charakterisieren.

Donald W. Winnicott (1949), der weit mehr als Sigmund Freud und Melanie Klein die Bedeutung der Umwelterfahrungen in den

Mittelpunkt seines Denkens rückte, erkannte die große Bedeutung der Dissoziation als psychisches Phänomen an. Sie kann als natürliche Fähigkeit zur Absorption beim Spiel und in künstlerischen Bereichen die Aufmerksamkeit herabsetzen. Gerade beim Spiel kann es ein Zeichen der Gesundheit sein, wenn man den Freiraum hat, nicht zu jedem Zeitpunkt vollständig integriert zu sein. Als Reaktion auf ein Trauma dienen dissoziative Prozesse jedoch der Abwehr gegen unerträgliche affektive Erregung. Im Zentrum dessen, was wir heute als Trauma ansehen, stand für ihn das »impingement«, eine Art des gewaltsam störenden Eindringens in die Welt des Kindes – wozu auch die Abwesenheit der Bezugsperson zählen kann. Anders als bei der Verdrängung wird durch die Dissoziation nicht einfach der Zugang zu potenziell bedrohlichen Gefühlen, Gedanken und Erinnerungen versperrt; vielmehr kommt sie einer existenziellen Einschränkung des Selbst nahe.

Winnicott sah die integrationsfördernde Leistung der frühen Bezugsperson und ihren Beitrag bei der Überwindung der Dissoziation: In frühen Stadien hat das Kind noch keine Möglichkeit, seine wechselnden und noch nicht integrierten Selbstzustände einem Ich oder Nicht-Ich zuzuordnen und über unterschiedliche Selbstzustände hinweg mit sich identisch zu bleiben. Nur die mütterliche Sorge und Liebe gestatten es, die dissoziierten Selbstzustände schrittweise zu integrieren und einen Selbstsinn zu entwickeln. Ohne angemessene, beruhigende und sorgende mütterliche Präsenz werden die Affektzustände diskontinuierlich; statt eines lebendigen »Gleitens« zwischen den unterschiedlichen psychischen Zuständen kommt es zu Erregung und Verzweiflung, zum Zusammenbruch und zu einem vernichtenden Verlust der »continuity of being«.

Bedeutsam ist auch Winnicotts (2006 [1960]) Konzeption des »wahren« und des »falschen Selbst«: Wenn weder die Mutter noch die weitere Umwelt gut genug für das heranwachsende Kind ist, muss die Abwehrorganisation des »falschen Selbst« eine Anpassung an die Umstände erzwingen, um das verletzliche »wahre Selbst« vor Schwäche, Scham und Trauer zu schützen. Winnicott ließ keinen Zweifel daran, dass es sich dabei nicht um eine Verdrängung von Triebimpulsen ins dynamisch Unbewusste, sondern um dissoziative Prozesse handelt. In seiner Schrift

»The fear of breakdown« (1974) beschreibt er den Prozess der Ausbildung eines »falschen Selbst«, der darin besteht, das Erleben traumatisierter Kindanteile (»child parts«) abzuspalten, umso die Alltagspersönlichkeit vor dem Einbruch der Ängste zu schützen, die aus der Erfahrung eines frühen Zusammenbruchs resultieren.

Auch die von Winnicott (1953)entwickelte Theorie der Übergangsobjekte und Übergangsphänomene verdient unter dem Blickwinkel dissoziativer Phänomene besondere Beachtung. Seine Beobachtung, dass Übergangsobjekte gerade bei strukturell gestörten Patienten mit unzureichend entwickelter Objektkonstanz von größter Bedeutung sind, um das Bild einer hinreichend guten Bezugsperson zu introjizieren, mag so eine Erklärung finden. So ist davon auszugehen, dass bei Patienten mit Misshandlungserfahrungen unter dem Eindruck wechselnder Fürsorge und Schädigung durch die zentrale Bezugsperson dissoziative Phänomene einen fortgesetzten Wechsel des Bildes von ihr bewirken, bei dem das Bild einer hinreichend guten Bezugsperson abwechselnd mit dem einer schädigenden und bedrohlichen Bezugsperson die kindliche Erfahrung prägt. Unter diesen Bedingungen ist es nur äußerst schwer möglich, innerlich eine symbolische Repräsentanz einer hinreichend guten Bezugsperson zu errichten. An dieser Stelle kann ein Übergangsobjekt, das stellvertretend für die gute Seite der Bezugsperson steht und mit ihr identifiziert wird, eine entscheidende Hilfe darstellen, indem es durch seine konstante Anwesenheit fortgesetzt das Bild der guten Bezugsperson wachruft, das nunmehr eine symbolische Repräsentanz erlangen und introjiziert werden kann (den Hinweis verdanke ich Helga Mattheß).

In einer vor Kurzem wiederentdeckten handschriftlichen Notiz für einen Vortrag auf dem IPA-Kongress in Wien im Jahre 1971, den er wegen seines Todes nicht mehr halten konnte, warnt Winnicott davor, dass ein ausschließlicher Umgang mit verdrängtem unbewusstem Material dazu führen könne, Therapeuten in eine Kollusion mit ihren Patienten und deren etablierten Abwehrmustern zu bringen. Was vom Therapeuten verlangt werde, sei aber, dass er »das Ganze« sehe, das heißt, dass er auch Teile der Persönlichkeit berücksichtige, die sich nicht unmittelbar in der therapeutischen Situation manifestierten, sondern möglicherweise nur außerhalb dieser in Erscheinung träten. Das Scheitern vordergründig exzellent durchgeführter Analysen habe mit einer Dissoziation des Patienten zu tun, und zwar dann, wenn die Dissoziation sich in einem Kontext der Assoziationen des Patienten verbirgt, bei dem Verdrängung als Abwehr bei einer nur scheinbar integrierten Person auftritt (Abram, 2012). Die Äußerung kann nicht anders verstanden werden als ein letzter Appell, die Beachtung abgespaltener Persönlichkeitsanteile als einen wichtigen Teil der psychoanalytischen Behandlungstechnik anzusehen.

Otto F. Kernberg (1978), der sich um eine Vermittlung von ich-psychologischen, kleinianischen und Positionen der »Middle group« bemüht hat, sah in der Spaltung einen zentralen Abwehrvorgang bei Patienten mit einer Borderline-Persönlichkeitsorganisation, durch den konträre Selbst- und Objektvorstellungen voneinander getrennt gehalten werden. Die gespaltene Welt der Selbst- und Objektrepräsentanzen wird zur Grundlage der bei diesen Patienten häufigen Identitätsdiffusion; eine phasengerechte Integration der Liebes- und Hassanteile der verinnerlichten Objektbeziehungen wird nicht möglich. Während Kernberg vorwiegend konstitutionelle Faktoren als ursächlich betrachtete, werden heute die beziehungstraumatischen Einflüsse stärker gewichtet. Als Folge der Aufspaltung der Selbst- und Objektrepräsentanzen neigen die Betroffenen zu widersprüchlichen Verhaltensweisen auf der Basis von Opfer- und Täteridentifikationen, meist ohne die Widersprüchlichkeit zu bemerken.

Schließlich findet sich in der Theorieentwicklung der Psychoanalyse der Spaltungsbegriff von Heinz Kohut (1976), der ihn im Rahmen seiner Theorie zur narzisstischen Persönlichkeitsorganisation verwendete. Von ihm stammt die Unterscheidung von horizontaler und vertikaler Spaltung. Unter »horizontaler Spaltung« verstand er die Spaltung zwischen Bewusstem und Unbewusstem, entsprechend der klassischen Verdrängung inakzeptabler psychischer Inhalte in das dynamisch Unbewusste. Eine »vertikale Spaltung« liege vor, wenn im Ich zwei miteinander unvereinbare Einstellungen nebeneinander bestehen. So verwendete er den Begriff der »vertikalen Spaltung« für die innere Strukturbildung bei narzisstischen Persönlichkeiten, bei denen ein noch unreifes Größen-Selbst von einem Real-Ich abgetrennt ist. Aufrechterhalten wird die Spaltung vor allem durch eine Verleugnungsabwehr. Spaltung und Fragmentierung sind für Kohut universale Reaktionen auf unausweichliche Traumatisierungen in der Kindheit, die die Kohäsion des Selbst bedrohen. Nur empathische Einstimmung kann, so seine Auffassung, bei diesen Patienten Heilung bringen, indem die Spaltung zwischen den archaischen Selbstanteilen, insbesondere dem archaischen Größen-Selbst, und den Vorstellungen des realitätsorientierten Persönlichkeitsanteils überwunden wird.

Léon Wurmser (2012, 2017) hat Persönlichkeitsspaltungen mit gegensätzlichen Teilidentitäten bei schweren Persönlichkeits-, aber auch bei anderen Störungen wie Suchterkrankungen beschrieben. Einer Welt der Anpassung und Unterwürfigkeit steht eine zweite Welt gegenüber, die durch überwältigende Emotionalität, Radikalität und Globalität geprägt ist. In ihr finden sich die Polaritäten von Allmacht und totaler Hilflosigkeit, Vollkommenheit und totaler Beschämung, von absoluter Reinheit und totaler Schlechtigkeit. Auch eine globale Sexualisierung ebenso wie eine globale Aggression charakterisieren diese zweite Welt. Nur mithilfe umfassender Verleugnungen gelingt es, die Aufspaltung in Teilidentitäten aufrechtzuerhalten.

Ausgangspunkt einer anderen Form der Auseinandersetzung mit Spaltungen der Persönlichkeit bildeten die Rätsel, die psychosomatische Krankheitsbilder und im Besonderen Essstörungen und Artefakterkrankungen dem psychodynamischen Verständnis aufgaben. Im deutschsprachigen Raum haben sich Autoren mit Abspaltungen ins Körperliche befasst (Plassmann, 1989). Erst später, als der Begriff der Dissoziation wieder in den »legitimen« Sprachschatz des psychoanalytischen Diskurses aufgenommen worden war, wurde für diese Phänomene der Begriff der »Körperdissoziation« geprägt (Hirsch, 2010), dazu später mehr.

Leere Kreise, schwarze Löcher, traumatische Introjekte: Dissoziative Phänomene bei Holocaust-Überlebenden

Die 1980er brachten einen Neuanfang in der Beschäftigung mit psychischen Traumatisierungen durch familiäre und politische

Gewalt, der zunehmend auch in das Bewusstsein der Öffentlichkeit drang. Mit der Hinwendung zu traumatischen Erfahrungen und ihren Folgen entstand auch ein neues Interesse der psychotherapeutisch-professionellen Welt an dissoziativen Phänomenen. Meilensteine waren die Aufnahme der Dissoziativen Störungen in das DSM-III (APA, 1986) im Jahre 1980 und die neuartige Klassifizierung dissoziativer Störungen in der ICD-10 (WHO, 1992). Allerdings war dies auch eine Zeit, in der polemische Diskussionen zur Gültigkeit der diagnostischen Kategorie der »Multiplen Persönlichkeit« geführt wurden.

Im Bereich der Psychoanalyse waren es die Überlebenden des Holocaust, die eine intensivierte Beschäftigung mit dem Thema der Traumatisierung notwendig machten. Was am meisten auffiel war, dass viele Überlebende aufgrund dissoziativer Amnesien nicht in der Lage waren, ihre eigene Geschichte lückenlos zu erzählen. Fallberichte lassen dissoziative Amnesien und Zustände veränderten Bewusstseins erkennen, an die anschließend keine Erinnerung bestand. Eines der am meisten quälenden Symptome von Überlebenden war, dass sie unter emotional intensiven und schmerzhaften Intrusionen litten, die für sie keinen Sinn ergaben. Aus vielen Fallberichten geht hervor, dass Überlebende insbesondere an die ersten Tage in einem Konzentrationslager keine Erinnerung mehr hatten. Einige Überlebende des Konzentrationslagers Birkenau hatten sogar die komplette Erinnerung an die Zeit ihres Aufenthaltes in dem Lager verloren. Niederländische Überlebende hatten oft keine Erinnerung an die Umstände, als sie in ihrer Kindheit von ihren Eltern getrennt worden waren. Einer Überlebenden fehlte die Erinnerung an ihre gesamte Kindheit (Jaffe, 1968; Modai, 1994).

Das folgende Fallbeispiel ist das Zeugnis einer Frau, der man im Lager ihr Baby weggenommen hatte und die sich kurze Zeit später nicht mehr an ihr Kind erinnern konnte:

> »Wenn ich zurückblicke, glaube ich, dass ich eine Weile wie betäubt war. Ich wusste tatsächlich nicht, was passierte. Ich sah, wie sie die Männer einzeln, die Frauen einzeln und die Kinder einzeln wegbrachten. Ich hatte also das Baby und nahm die Mäntel, was ich eben hatte, die Bündel, und wickelte sie um das Baby. Und ich trug es auf der

linken Seite, weil ich sah, wie die Deutschen rechts oder links saßen. Und ich ging mit dem Baby durch. Aber das Baby bekam nicht genug Luft, es begann zu würgen und zu weinen. Also rief mich der Deutsche zurück. Er sagt auf deutsch: ›Was hast du da?‹ (Pause) Ich wusste jetzt nicht, was ich tun sollte, weil alles so schnell ging. Ich war nicht darauf vorbereitet. (Pause) Im Rückblick war die Erfahrung – ich glaube, ich war wie versteinert – ich war nicht einmal da. (Pause) Und er streckte die Arme aus. Ich sollte ihm das Bündel geben. Und ich reichte ihm das Bündel. Und das war das letzte Mal, dass ich das Bündel hatte. Aber wenn ich zurückblicke, glaube ich nicht, dass ich jemanden bei mir hatte. Ich war allein. In mir selbst. Und seit dieser Zeit glaube ich, ich bin mein Leben lang allein gewesen. – Ich glaube, für mich war ich tot. Ich starb und wollte nichts mehr hören. Ich wollte nichts wissen. In Stutthof traf ich die Ärztin, die mich im Ghetto entbunden hatte. Und als sie mich sah, freute sie sich sehr, mich zu sehen, und fragte sofort: ›Wo ist das Baby? Was ist mit dem Baby passiert?‹ Und genau da sagte ich: ›Welches Baby?‹ (Pause) Ich sagte zu der Ärztin: ›Welches Baby? Ich habe nie ein Baby gehabt‹« (Kinston & Cohen, 1986; Übers. n. Laub, 2000, S. 864).

Oft konnten Überlebende des Holocaust ihre Erlebnisse nur fragmentiert erinnern und auch nur in Fragmenten erzählen; oder sie erinnerten kleinste Details, ohne sie in einen narrativen Kontext einordnen zu können. Immer wieder kam es zu typischen Wechseln zwischen Wissen und Nicht-Wissen als Ausdruck dissoziierter Bewusstseinszustände im Umgang mit dem überwältigenden Trauma (Laub & Auerhahn, 1993). Auffällig war, dass den schwerwiegenden Störungen der Gedächtnisfunktion nicht die Aufmerksamkeit geschenkt wurde, die sie verdient gehabt hätten.

Psychoanalytisch orientierte Autoren sprechen davon, dass die traumatischen Erfahrungen nicht mehr repräsentiert gewesen seien. Ohne direkt von Dissoziation zu sprechen, werden dissoziative Phänomene beschrieben, wenn von Abwesenheitsgefühlen, vom Verlust der Repräsentation oder von der Unfähigkeit, das Trauma zu erinnern, die Rede ist. Dori Laub und Nanette C. Auerhahn prägten für die Leerstellen in der Struktur der Seele den Begriff des »leeren Kreises«: »im Zentrum bleibt ein ›Loch‹, eine Leere, verursacht durch ein Ereignis, das der Repräsentation trotzt und als tief reichende Abwesenheit erlebt wird« (ebd., S. 289; Übers. d.A.). Tatsächlich war der »leere Kreis« nicht wirklich leer; vielmehr enthielt er etwas, was nicht gewusst und nicht psychisch repräsentiert werden durfte und dennoch ein starkes und allgegenwärtiges negatives Gefühl hervorrief. In ähnlicher Weise sprach Ilse Grubrich-Simitis (1984) von einem »schwarzen Loch« in der psychischen Struktur.

Aus heutiger Sicht fällt auf, dass zur Benennung der beschriebenen Phänomene fehlender Erinnerung bei gleichzeitig vorhandener amorpher negativer Emotionalität ohne Raum- und Zeitbezug der Begriff der Dissoziation nicht verwendet wurde. *Es scheint, als hätte der Begriff zu dieser Zeit nicht existiert.*

Allerdings findet sich in diesen Jahren ein neues Interesse an der Psychodynamik von Opfern traumatischer Gewalt. Im Vordergrund standen die inneren strukturellen Umbildungen bei Opfern von Kindesmisshandlung und Kindesmissbrauch. Dazu trugen die folgenden Entwicklungen bei:

- *Wiederentdeckung Ferenczis:* Zunehmend wurden die bahnbrechenden Arbeiten Sándor Ferenczis wiederentdeckt. Bezogen auf Opfer kindheitstraumatischer Gewalt hat in Deutschland vor allem Mathias Hirsch (1997) in seinen Schriften die wichtigen Arbeiten Ferenczis aufgegriffen und gewürdigt. Jody M. Davies und Mary G. Frawley (1994) wiesen im Anschluss an Ferenczi darauf hin, in welchem Maße dissoziative Abwehr die gesamte innere Objektwelt eines intrafamiliär missbrauchten Kindes schützen kann. Kürzlich haben Elizabeth Howell und Sheldon Itzkowitz (2016) die verborgenen Spuren der Dissoziationstheorien in der traditionellen psychoanalytischen Literatur aufgespürt und auch in diesem Zusammenhang Ferenczis tiefgründige und weit in die Zukunft weisende Einsichten gewürdigt.
- *Beschreibung des traumatischen Introjekts:* Unter dem Einfluss der Objektbeziehungstheorien wurde das Trauma nun konzipiert als Objektbeziehung, als Verlust der Ver-

bindung zu einem inneren guten Objekt. Phänomene wie die »traumatische Introjektion« (Ehlert & Lorke, 1988; Ehlert-Balzer, 1996) werden als Versuche verstanden, den aktuellen Verlust des guten Objektes durch die totale Unterwerfung unter den Misshandler und dessen Wünsche zu kompensieren (Grubrich-Simitis, 1979). Ziel der traumatischen Introjektion ist es, die Einheit mit dem Primärobjekt wiederherzustellen; nur die narzisstische Verschmelzung mit der omnipotenten Täterfigur kann vor der völligen narzisstischen Entleerung schützen. Das Scheitern der empathischen Verbindung zu einem anderen Menschen zur Zeit des Traumas wird als das zentrale Merkmal schwerer Traumatisierung angesehen; dass der Henker das Opfer nicht sieht, das um sein Leben fleht, dass er es nicht einmal beachtet, ist Ausdruck der durchschnittenen oder ausgelöschten empathischen Verbindung.

➢ *Darstellung des existenziellen Alleingelassenseins und Ich-Regression:* Vergleichbares konnte Martin Ehlert-Balzer (1996) für das Erleben in einer Vergewaltigungssituation beschreiben. Unter den Bedingungen völligen Ausgeliefertseins und einer tiefen Verachtung und Demütigung des Opfers kommt es zu einer Ich-Regression, in deren Folge der Täter als eine strafende Elternfigur fantasiert wird, die sich nach vollzogener Strafe wieder versöhnlich zeigen wird. Erst die Erkenntnis, dass der Täter statt der ersehnten Versöhnung weiter schädigt und jede empathische Geste vermissen lässt, wird zu dem zentralen Trauma des existenziellen Alleingelassenseins.

Die dargestellte Beschäftigung psychoanalytischer Autoren mit den Folgen psychischer Traumatisierungen blieb jedoch, betrachtet man den Mainstream der Psychoanalyse, zunächst weiterhin ein Randphänomen, dem sich im Wesentlichen eine Untergruppe von Psychoanalytikern – von denen nicht wenige jüdischer Herkunft waren – zuwandte. Indessen war der Begriff der »Dissoziation« weiterhin aus dem Sprachgebrauch der Psychoanalyse verbannt; als ein der Tradition Janets zugehöriger Begriff schien er mit psychoanalytischem Denken nicht vereinbar zu sein.

Wiederentdeckung des Begriffs der Dissoziation in der psychoanalytischen Diskussion

Die »Wiederkehr des Verdrängten« war auch in der psychoanalytischen Bewegung nicht zu vermeiden: Das Problem der »multiplen Persönlichkeiten« war ebenso wenig aus der Welt der Psychoanalyse zu schaffen wie die Existenz dissoziativer Störungen überhaupt. Auch das Konzept der Ich-Spaltung, das von Vertretern der Objektbeziehungstheorie und der Selbstpsychologie aufgegriffen worden war, konnte das Problem klinisch manifester dissoziativer Symptombildungen nicht lösen. Nur sehr vereinzelt war noch von »hypnoiden Zuständen« (Dickes, 1965) oder von »autohypnotischer Abwehr« früher Traumata (Shengold, 1967) die Rede; doch insgesamt vermied man es, den Zusammenhang zwischen Dissoziationen und psychischen Traumatisierungen allzu augenfällig zu thematisieren (Lasky, 1978; Berman, 1981).

Mit der »intersubjektiven« oder »relationalen« Wende der Psychoanalyse in den 1990er Jahren kam es, wenn auch zögerlich und zunächst marginal, zu einem Wiedererwachen des Interesses nicht nur an posttraumatischen, sondern auch an dissoziativen Phänomenen. Auch wenn ein Verständnis der Traumapathologie und der dissoziativen Störungen nicht primär im Fokus der ersten Vertreter des relationalen Modells stand, haben sich für diese Bereiche in mehrfacher Hinsicht bedeutsame Neuerungen ergeben (Potthoff & Wollnik, 2015).

Zunächst ist zu erwähnen, dass der Einfluss der *äußeren Realität* – bei allem Respekt vor der Bedeutung der Fantasien – einen neuen Stellenwert erhielt. Mit der Überzeugung, dass innere und äußere Faktoren die Psyche in gleichem Maße strukturieren, war eine – im Vergleich zu Vertretern klassischer Psychoanalyse – wesentlich stärkere Anerkennung der äußeren Realität von Traumatisierungen in Kindheit und Jugend verbunden.

Auf der Ebene der *therapeutischen Beziehungsgestaltung* hat die relationale Psychoanalyse für entscheidende Veränderungen gesorgt, die für die Behandlung komplex traumatisierter Patienten bedeutsam sind. Mit ihrer Betonung der Wechselseitigkeit aller Interaktionen, ihrer Forderung nach authentischer Begegnung und der Betonung der heilenden Wirkung von Beziehungserfahrungen kommt sie den Bedürfnissen traumatisierter Personen entgegen.

Auch die Überzeugung, dass sich Übertragung und Gegenübertragung nicht mehr strikt voneinander trennen lassen, sondern einander fortwährend durchdringen, erweist sich hier als hilfreich. Bezogen auf die Produktion dissoziativer Symptome bedeutet dies, dass die Neigung von Menschen, mit Dissoziationen zu reagieren, immer auch als Reaktion auf bestimmte Verhaltensweisen der Therapeuten aufgefasst werden kann.

Vor allem ist vor diesem Hintergrund eine Entwicklung zu nennen, die den Ansatz der relationalen Psychoanalyse mit *modernen Theorien zur Dissoziation* und zur *Multiplizität von Selbstzuständen* in Verbindung brachte. Sie vollzog sich unter dem Eindruck steigender Unzufriedenheit mit der anhaltenden Marginalisierung der dissoziativen Störungen durch den Mainstream der Psychoanalyse.

Unter Rückgriff auf die bereits genannten Konzepte von Edward G. Glover (1932) und Paul Federn (1958) hat sich eine Gruppe von Theoretikern mit Gedanken einer ursprünglichen *Multiplizität in der Organisation der Psyche* auseinandergesetzt, die der Ausbildung eines kohärenten Selbst vorausgeht (Brenner, 2018; Bromberg, 1998; Howell, 2005). So konzipierte Philip M. Bromberg (1998) das Selbst als eine Einheit, die aus einer Multiplizität von Selbst-Objekt-Konfigurationen entsteht und über Reifungsprozesse an Kohäsion gewinnt. Unter traumatischen Lebensumständen gelingt es oft nicht, die aufeinanderfolgenden interpersonellen Interaktionen zu einem kohärenten Konzept des Selbst zu integrieren. Der Autor hebt hervor, dass traditionelle psychoanalytische Konzeptionen, die von einem einheitlichen Selbst ausgehen, die Multiplizität dissoziativ abgespaltener Persönlichkeitsanteile oder multipler Identitäten, wie sie zum Beispiel bei der Dissoziativen Identitätsstörung vorkommen, nur schwer fassen können. Wenn Wünsche, Ängste und Übertragungen nicht mehr von der Gesamtperson, sondern von unterschiedlichen Facetten der Persönlichkeit ausgehen, wird sich auch in der Gegenübertragung des Therapeuten eine Vielfalt von Mustern ausbilden, je nachdem, welcher Persönlichkeitsanteil sich ihm gerade präsentiert.

Vor allem aber erscheint unter dem Blickwinkel der Renaissance von Dissoziationstheorien bedeutsam, dass unbewusste *Reinszenierungen und Handlungsdialoge*, insbesondere solche, die ihren Ursprung in vernachlässigenden oder missbräuchlichen Beziehungserfahrungen haben, mit dem Mechanismus der Dissoziationen in Verbindung gebracht und so einem neuen Verständnis zugeführt werden (Bromberg, 1998; Stern, 2003, 2004).

Nach und nach wurden auch die Organisation schwerer Persönlichkeitsstörungen, namentlich der Borderline- und der Narzisstischen Persönlichkeitsstörung unter dem Blickwinkel dissoziativer Mechanismen neu betrachtet.

Angesichts der zunehmenden Anerkennung der Bedeutung dissoziativer Phänomene überrascht es nicht, dass von Vertretern der relationalen Psychoanalyse der Begriff des »dissoziativen« Unbewussten vorgeschlagen wurde, um die Produktion unbewusster Phänomene zu beschreiben, die sich aus dem Vorhandensein dissoziativ abgespaltener Inhalte ergeben (Howell & Itkowitz, 2016). Dem ursprünglichen, von Freud konzipierten »dynamischen« Unbewussten war – nicht zuletzt unter dem Einfluss der Säuglings- und Kleinkindforschung – bereits das »prozedurale Unbewusste« an die Seite gestellt worden, in dem eine Vielzahl alltags- und beziehungsrelevanter impliziter Prozeduren niedergelegt sind. So verständlich und verlockend es sein mag, den für die Psychoanalyse zentralen Begriff des Unbewussten auch auf die dissoziativen Phänomene anzuwenden und auf diese Weise dem »dynamischen« und »prozeduralen« Unbewussten das »dissoziative« Unbewusste hinzuzufügen, ist doch einzuwenden, dass dies nur um den Verzicht auf Präzision zu erreichen ist. Der damit beschriebene Bereich ist nicht komplett unbewusst, sondern mindestens zeitweise dem bewussten Erleben zugänglich. Nicht zuletzt deshalb hat Richard P. Kluft es vorgezogen, diesen Bereich »das anderswo Bewusste« (2011, S. 66) zu nennen.

Aus dem Geschilderten könnte leicht der Eindruck entstehen, als sei mit der Zuwendung zu Phänomenen der Multiplizität der Selbstzustände die Dissoziation in den Diskurs des Mainstreams der Psychoanalyse zurückgekehrt. Das ist nicht der Fall; letztlich blieben es Einzelstimmen, die für eine solche Perspektive eintraten. Nicht zuletzt, weil die relationale Psychoanalyse nur eine von zahlreichen miteinander konkurrierenden Richtungen moderner Psychoanalyse-Auffassungen darstellt und ihre Positionen unter Psychoanalytikern keineswegs auf breite Zustimmung stoßen, ist eine umfassende Diskussion der Thematik bisher nicht erfolgt.

Mitunter stellt sich die Frage, was es so schwer macht, sich dieser Diskussion in vertiefender Weise zuzuwenden. Schließlich ist es gelungen, die Thematik psychischer Traumatisierungen aus der Zone der Tabuisierung zu befreien; auch scheint eine angemessene Würdigung der bahnbrechenden Beiträge Sándor Ferenczis heute zum Grundbestand psychoanalytischen Denkens zu gehören. Ist es die Sorge um die Grundpfeiler psychoanalytischen Behandelns mit dem Primat von Deutung und Übertragungsanalyse, die vor einer ernsthaften Auseinandersetzung mit dissoziativen Phänomenen zurückschrecken lässt, oder sollte es die identitätsbedrohende Befürchtung sein, Pierre Janet als zweiten Spiritus Rector gleichberechtigt neben Sigmund Freud an den Beginn der psychoanalytischen Bewegung stellen zu müssen?

Psychodynamisch-integrative Konzepte und die Wiederentdeckung Pierre Janets

An diesen beiden soeben genannten kritischen Punkten setzen die modernen psychodynamisch-integrativen Konzepte an: bei Fragen der Behandlungstechnik und der Frage der Berücksichtigung der Theorien und Entdeckungen Pierre Janets.

Wenngleich es immer auch die Auffassung gab, dass es keiner Änderung des behandlungstechnischen Zugangs bedürfe (Gottlieb, 1997), war unter praktizierenden Therapeuten zunehmend das Gefühl entstanden, dass etwas in der psychodynamischen Interventionstechnik fehlt, um auch Patienten mit schweren dissoziativen Störungen gerecht zu werden. Die Nachteile einer systematischen Aussperrung der Dissoziation aus dem theoretischen und praktischen Diskurs der Psychoanalyse lagen auf der Hand. Sie machten sich vor allem dann bemerkbar, wenn Therapeuten dissoziative Phänomene übersahen oder die Möglichkeit dissoziativer Pathologie gar nicht erst nicht in Betracht zogen, weil sie sie theoretisch nur unzureichend einordnen konnten. Es kann stark irritieren, wenn Patienten, die zu unterschiedlichen Zeitpunkten in unterschiedlichen Identitätszuständen angetroffen werden und in diesen Zuständen naturgemäß Perspektiven einnehmen und Urteile fällen, die einander widersprechen. Zu leicht können Andeutungen von Missbrauch, die ein Patient unter dem Einfluss eines aktivierten kindlichen Persönlichkeitsanteils geäußert hat, als Fantasieproduktionen abgetan werden, wenn nachfolgend aktivierte Persönlichkeitsanteile nicht über eine derartige Erinnerung verfügen oder einen möglichen Missbrauch vehement bestreiten. Schließlich kann es Persönlichkeitsanteile geben, die mit einer traditionellen Behandlungstechnik nicht oder kaum erfassbar sind.

Vor diesem Hintergrund wurden seit den 1980er Jahren verschiedene psychodynamische Therapiekonzepte zur Behandlung dissoziativer Störungen entwickelt, die der aktuellen neurobiologischen und psychotraumatologischen Befundlage Rechnung tragen und neue behandlungstechnische Wege eröffnen. Kennzeichnend für diese Ansätze ist weiterhin die Bezugnahme auf die herausragenden Beiträge Janets und die Integration therapeutischer Elemente mit Herkunft aus anderen Therapieschulen in ein grundlegendes psychodynamisches Behandlungs- und Beziehungsverständnis. Als eine Synthese, die die Entdeckungen Janets mit Befunden der affektiven Neurowissenschaften in Verbindung bringt, hat die Theorie der strukturellen Dissoziation (van der Hart et al., 2008) wesentlich zu diesem neuen integrativen Verständnis beigetragen, das als Grundlage für ein zeitgemäßes psychodynamisch geprägtes Vorgehen bei schweren dissoziativen Störungen gelten kann.

Als Pioniere der psychoanalytischen Beschäftigung mit schweren Traumafolgestörungen und dissoziativen Symptombildungen, die sich explizit auch mit den schwersten dissoziativen Störungen, den Dissoziativen Identitätsstörungen, praktisch und theoretisch befasst haben, seien stellvertretend für zahlreiche andere Richard P. Kluft (2011), Frank W. Putnam (2003), Luise Reddemann und Kollegen (2011), Ulrich Sachsse (2009), Ursula Gast (Gast & Wabnitz, 2014; Gast & Wirtz, 2016), Michaela Huber (2011), Suzette Boon (Boon et al., 2013) und Helga Mattheß (2013) genannt. Die meisten von ihnen sind psychoanalytisch ausgebildete psychodynamische Psychotherapeuten, die sich in ihren theoretischen und behandlungstechnischen Vorstellungen, bedingt durch die Besonderheiten der Störungsbilder, zwangsläufig von klassischen Vorgehensweisen entfernen und sich auch anderer therapeutischer Zugänge bedienen mussten. Vor allem waren sie offen für Beiträge aus anderen Schulrichtungen der Psychotherapie, namentlich aus den Bereichen der Hypnotherapie und der systemischen Therapie.

Beispielhaft seien die Beiträge von Kluft (2011) und Reddemann (2017) aufgeführt. Beide erwarben nach einer klassischen psychoanalytischen Ausbildung auch profunde Kenntnisse in hypnotherapeutischen Techniken und einer Vielzahl anderer Behandlungsformen. Auf dieser Basis entwickelte Kluft ein psychoanalytisch geprägtes integratives Konzept zur Behandlung der Dissoziativen Identitätsstörung, das ausdrücklich Methoden hypnotischer Suggestion einbezieht. Mit Nachdruck plädiert er dafür, nicht nur die sich im Alltag präsentierende Seite der Persönlichkeit zu betrachten, sondern den Kontakt gerade zu jenen Teilpersönlichkeiten zu suchen, die sich nicht unmittelbar in der therapeutischen Situation präsentieren. Sein Ziel ist die komplette Integration aller Teilpersönlichkeiten des Systems. Bei der Arbeit mit traumatischen Erinnerungen favorisiert er ein besonders schonendes Vorgehen der fein dosierten Konfrontation, um therapeutische Retraumatisierungen zu vermeiden. Sein Prinzip besteht darin, nur solche Teilpersönlichkeiten zur Traumaarbeit einzuladen, denen das System die dafür notwendige Sicherheit zur Verfügung stellen kann. »Je langsamer du gehst, desto schneller kommst du ans Ziel« ist die Formel, die diesem Vorgehen und speziell der Technik der fraktionierten Abreaktion zugrunde liegt (Fine, 2011; Kluft, 2011, 2014).

Im deutschen Sprachraum hat Reddemann (2017) mit der Psychodynamisch-Imaginativen Traumatherapie (PITT) ein Konzept entwickelt, das sich in ähnlicher Weise auf hypnotherapeutische und lösungsorientierte psychotherapeutische Ansätze stützt. Ausgehend von diesem Ansatz entstanden verwandte Konzeptionen (Reddemann & Wöller, 2017; Sachsse, 2009), teilweise mit störungsspezifischer Ausrichtung für Patienten mit dissoziativen Störungen (Reddemann et al., 2011), die ebenfalls imaginative Methoden nutzen, um positive emotionale Zustände zu aktivieren. Sie verbinden das psychodynamische Beziehungsverständnis mit den Prinzipien der Regressionsbegrenzung und Ressourcenaktivierung. Anders als in der konfliktorientierten analytischen Behandlung und ähnlich dem strukturbezogenen psychodynamischen Vorgehen (Rudolf, 2012) verzichten sie bewusst auf die Herstellung einer regressiven Übertragungsbeziehung. Zudem gestattet eine gegenüber anderen Verfahren und Methoden offene Haltung ausdrücklich den Einbezug therapeutischer Elemente mit Herkunft aus weiteren Therapieschulen, solange diese vor dem Hintergrund von Übertragung, Gegenübertragung und Widerstand reflektiert werden (Wöller & Kruse, 2018). Bevorzugt wurden auch Methoden wie das EMDR, das in der Regel in modifizierter Form in die psychodynamisch fundierte Behandlung dissoziativer Störungen einbezogen wird (Hofmann, 2014).

Auch in Anbetracht der kaum zu überschätzenden Bereicherung, die die neuen Konzepte für die Praxis der psychodynamischen Behandlung schwerer dissoziativer Störungen darstellen, wird für die psychoanalytische Theoriebildung weiterhin eine nicht geringe Herausforderung darin bestehen, die Konzepte des dynamisch Unbewussten und der Verdrängung mit Konzepten multipler dissoziativ abgespaltener Persönlichkeitsanteile zu versöhnen (Kluft, 2011).

Psychoanalytische, bindungstheoretische und neurobiologische Perspektiven auf dissoziative Störungen

Dissoziation und Verdrängung

Eine Vielzahl von Studien hat klar gezeigt, dass nicht nur unbedeutende, sondern auch persönlich bedeutsame Ereignisse, darunter traumatische Erfahrungen in der Kindheit, der Erinnerung nicht mehr zur Verfügung stehen können (Brown et al., 1997). Sie können vergessen werden, der Verdrängung anheimfallen oder in einem abgespaltenen Zustand, in dem sie dem Alltagsbewusstsein nicht zugänglich sind, aufbewahrt werden; diagnostisch wäre im letzteren Fall von »dissoziativer Amnesie« zu sprechen.

Zahlreiche Gründe können zur Erklärung des Verlusts von Erinnerungen, sei es durch Vergessen, Verdrängung oder Dissoziation, angeführt werden. Grundsätzlich können sowohl diese drei Dynamiken als auch das Erinnern je nach Kontext adaptiv oder maladaptiv sein. Sowohl soziale als auch psychologische Faktoren beeinflussen das Enkodieren, das Wiederauffinden und die Genauigkeit von Erinnerungen. Soziale Macht diktiert nicht nur, was gesagt, sondern auch, was erinnert werden darf; solange es äußerlich nicht sicher ist, sich mitzuteilen, ist es oft auch nicht sicher, innerlich etwas zu wissen. Nicht-Wissen und Vergessen können gleichermaßen im Dienst des Überlebens stehen. Erfahrungen werden erinnert, wenn das Erinnern dem Überleben dient; sie werden vergessen, wenn das Vergessen dem Überleben dient (Freyd & Birrell, 2013).

Im Wissen darum, dass die Abgrenzung zwischen Vergessen, Verdrängung und Dissoziation nicht immer exakt durchführbar ist, hat es sich aus psychodynamischer Sicht bewährt, den Begriff des Vergessens auf persönlich wenig bedeutsame Erinnerungen zu beschränken und die Begriffe der Verdrängung und der

Dissoziation anhand der folgenden Kriterien differenziert zu verwenden:

- *Verdrängung:* Im psychodynamischen Sprachgebrauch wird unter »Verdrängung« ein »aktiver« Abwehrprozess verstanden, bei dem bereits symbolisierte konflikthafte psychische Inhalte wegen ihrer Unverträglichkeit gegenüber Normen des Alltagslebens in das »dynamisch Unbewusste« verlagert werden. Meist handelt es sich um aggressive oder libidinöse Impulse und Wünsche, die aus dem Alltagsbewusstsein entfernt werden müssen, weil sie von inneren Normensystemen als unerwünscht eingestuft werden. Entsprechend dem »klassischen« Neurosemodell wird ein unbewusster pathogener Konflikt angenommen, der vom Alltagsbewusstsein ferngehalten wird, um die betroffene Person vor schmerzhaften Emotionen, insbesondere der Angst, der Scham oder der Schuld, zu schützen. Dies geschieht um den Preis von Funktionseinschränkungen und/oder Symptomen. Dieser Vorgang spielt sich jedoch in ein und demselben Bewusstseinszustand ab; ein Wechsel in einen anderen Bewusstseinszustand erfolgt nicht. Unter bestimmten Einflüssen oder durch geeignete therapeutische Maßnahmen, etwa im Rahmen psychodynamischer Abwehranalyse, können die verdrängten oder anderweitig abgewehrten Inhalte dem Bewusstsein wieder zugänglich gemacht werden.

  Auch wenn die Verdrängung vor allem aggressiven oder libidinösen Impulsen und Wünschen gilt, die mit den Alltagsnormen unverträglich sind, können auch traumatische Erfahrungen der Verdrängung unterliegen, wenn sie von den normgebenden Instanzen als zu ängstigend oder zu scham- oder schuldbelastet erlebt werden. Gleichwohl sollte nur dann von einer Verdrängung gesprochen werden, wenn vor dem Einsetzen des Abwehrvorganges bereits eine symbolisierte Erinnerung an das nicht mehr erinnerbare Ereignis bestanden hat, das heißt, wenn aus den sensorischen Eindrücken zum Zeitpunkt der Traumatisierung bereits eine kohärente Erinnerung gebildet worden und damit eine Repräsentanz des Ereignisses und der daran beteiligten Personen entstanden war.

- *Dissoziation:* Der Verdrängung gegenüber steht die Dissoziation als ein eher »passiver« Prozess, der sich dadurch auszeichnet, dass die für eine normale Entwicklung notwendige Integration unterschiedlicher Funktionen der Wahrnehmung, der Motorik oder des Bewusstseins nicht ausreichend erfolgt ist. Als Folge dieses Misslingens bleiben unterschiedliche Bewusstseinszustände unintegriert nebeneinander bestehen: eine bestimmte Funktion – eine Erinnerung, eine Sinneswahrnehmung oder eine motorische Handlung – kann in dem Bewusstseinszustand, der den Alltag bestimmt, nicht zur Verfügung stehen, in einem anderen Bewusstseinszustand jedoch sehr wohl. Dadurch ist sie nicht unbewusst, denn anders als bei der Verdrängungsabwehr besteht die Abwehr bei dissoziativer Verarbeitung darin, die unterschiedlichen Bewusstseinszustände getrennt zu halten. Es findet keine »Verschiebung« ins Unbewusste statt; vielmehr bleiben die Inhalte bewusst, lediglich entweder in dem einen oder dem anderen der alternativen Bewusstseinszustände. Entwicklungsgeschichtlich ist die Dissoziation *die* erste Schutzfunktion, die ein Kind entwickelt; solange bis ihm auch die Abwehrmöglichkeit der Verdrängung zur Verfügung steht, kann ausschließlich die Dissoziation eine schützende Wirkung entfalten.

Unter bestimmten auslösenden Bedingungen können die abgespaltenen Inhalte wieder in das Alltagsbewusstsein einbrechen oder die betroffene Person kann die Erinnerung wieder auffinden, wenn – wiederum durch entsprechende Auslösemomente – mit einem Wechsel der Persönlichkeitszustände ein Zustand aktiviert wird, der die Erinnerung aufbewahrt hat. Auch können durch den Wechsel des Bewusstseinszustandes zuvor außer Kraft gesetzte Funktionen dem Alltagsbewusstsein wieder verfügbar werden. Charakteristisch ist eine als On-off-Qualität beschriebene Eigenschaft, die darin besteht, dass Zustände veränderten Bewusstseins plötzlich und meist unvorhersehbar ab- und angeschaltet werden können. Therapeutisches Ziel ist es dann, die dissoziative Barriere der Bewusstseinszustände zu lockern und »Ko-Bewusstsein« sowie Durchlässigkeit für den jeweils anderen Bewusstseinszustand zu schaffen.

Vieles spricht dafür, die Verdrängung der Konfliktpathologie und die Dissoziation der Traumapathologie zuzuordnen – wenngleich es hier ebenso fließende Übergänge gibt wie bei der Unterscheidung von Konflikt- und Traumapathologie selbst. So handelt es sich bei den verdrängten Inhalten seltener um das Erleben völligen ohnmächtigen Ausgeliefertseins, verzweifelten Alleingelassenseins oder absoluter Hilflosigkeit, wie es für dissoziativ abgespaltene Inhalte typisch ist. Vielmehr haben wir es bei der Verdrängung mit einem stabilen Ich zu tun, dem Aktivität und Handlungsfähigkeit zu eigen sind. Es geht um eine »formulierte« (Stern, 2003) oder schon »gewusste« Erfahrung. Anders ist es bei der Dissoziation, bei der die Erfahrung so überwältigend war, dass sie bewusst nicht formuliert und nicht assimiliert werden konnte.

Zielt die Verdrängung darauf, das Ich vor unlustvollen Affekten zu bewahren, sind dissoziative Prozesse eher als ein letzter Verteidigungsversuch eines überwältigten Ich zu verstehen, das darum ringt, die Alltagsfunktionalität aufrechtzuerhalten. Bei Inhalten, die dissoziiert werden, geht es weit weniger darum, Inhalte aus dem Alltagsbewusstsein zu entfernen, weil sie zu scham- oder schuldbesetzt sind, sondern um den Schutz der Alltagspersönlichkeit vor dem Erleben existenzieller Bedrohung. Ein Kind, das auf eine Bindungsbeziehung zu seiner Bezugsperson überlebensnotwendig angewiesen ist, wäre in seinem Sicherheitsgefühl existenziell bedroht, könnte es nicht die Erinnerung an gute Bindungserfahrungen wirksam von den Erinnerungen an die bedrohlichen Schädigungserfahrungen abtrennen. Ungeachtet dessen kann der Mechanismus Dissoziation, wenn er einmal etabliert ist, auch fortbestehen und selbst dann, der Gewohnheit folgend, zum Einsatz kommen, wenn nicht mehr existenzielle Bedrohungen, sondern auch weniger bedrohliche Alltagsstressoren abzuwehren sind.

Auch wenn eine Zuordnung der Verdrängung zur Konfliktpathologie und der Dissoziation zur Traumapathologie oft nahezuliegen scheint, kann sie keine absolute Gültigkeit beanspruchen, allein schon deshalb, weil eine strikte Trennung zwischen Konflikt- und Traumapathologie theoretisch nicht begründbar ist (Wöller, 2016a). Namentlich für Phänomene der Depersonalisierung lässt sich zeigen, wie diese sowohl bei Konfliktpathologien als auch bei Traumapathologien vorkommen können (Wöller, 1993, 2014b). Ebenso ist nicht zu übersehen, dass mit der in jüngster Zeit wieder eingetretenen »Salonfähigkeit« der Dissoziation im Umfeld der Psychoanalyse und psychodynamischen Psychotherapie in vielen Fällen von »Dissoziation« gesprochen wird, wo zuvor von »Verdrängung« die Rede war.

Unübersehbar ist eine gewisse »Erosion« im Bereich der klassischen Abwehrmechanismen zugunsten eines Verständnisses dieser Phänomene im Kontext eines erweiterten Dissoziationsbegriffs. So wurde darauf hingewiesen, dass die Wirkungsweisen verschiedener »klassischer« Abwehrmechanismen vorteilhaft durch dissoziative Mechanismen erklärt werden können. Das könnte für den Abwehrmechanismus des »Ungeschehenmachens« (S. Freud, 1926d) gelten, wenn eine traumaassoziierte autobiografische Information zwar dem Bewusstsein entzogen ist, aber ein generalisiertes, frei flottierendes Angstgefühl ohne erkennbaren Ursprung hinterlässt (Payne et al., 2004), oder für den Abwehrmechanismus der »Affektisolierung« (S. Freud, 1926d), bei dem eine Erinnerung erhalten bleibt, der zugehörige Affekt aber nicht verfügbar ist.

Sieht man heute weniger die konkurrierende, sondern stärker die sich ergänzende Natur der Modelle von Verdrängung einerseits und Dissoziation andererseits, wird man eher geneigt sein, die Begriffe auf einem Kontinuum zunehmender bzw. abnehmender psychischer Abwehraktivität zu verorten, wobei die Begriffe der Verdrängung und Spaltung auf dem aktiven und die Dissoziation auf dem passiven Endpunkt dieses Kontinuums angesiedelt wären.

Zu beachten ist, dass sowohl verdrängte als auch dissoziativ abgespaltene Erinnerungen noch nach Jahren wiederkehren können. Die Abwehrleistung der Verdrängung genauso wie die der Dissoziation kann aus verschiedenen Gründen nachlassen und die zuvor verdrängte Erinnerung »freigeben«, etwa wenn mit zunehmendem Lebensalter äußere Anforderungen wegfallen und der Fokus der Aufmerksamkeit stärker auf das innere als auf das äußere Erleben gelenkt wird. Dies kann ebenso dann eintreten, wenn in einer therapeutischen oder in einer anderen als hilfreich wahrgenommenen Beziehung eine Atmosphäre von Sicherheit und Wertschätzung erlebt wird, in der die verdrängten oder abgespaltenen Inhalte wohlwollend und wertschätzend aufgenommen werden und durch den neuen Kontext ihre Bedrohlichkeit verlieren.

Die Tatsache, dass im Rahmen von Psychotherapien Erinnerungen spontan oder im Zusammenhang mit bestimmten Auslösereizen wiedergewonnen werden können, hat in der Vergangenheit zu hoch polemischen Auseinandersetzungen geführt. Nicht nur in den USA wurden von Vertretern der False-Memory-Bewegung Anschuldigungen gegen Therapeuten erhoben, sie hätten Erinnerungen an einen Missbrauch suggeriert, der tatsächlich nicht stattgefunden habe. Den Hintergrund bildeten Vorkommnisse, bei denen Patienten, die sich unter Hypnose an sexuelle Gewalterfahrungen erinnerten, anschließend ihre Eltern auf hohe Summen Schadensersatz verklagten. Auch die Praxis nicht weniger Therapeuten, die vorschnell aus wenigen belastbaren Indizien auf das Vorkommen eines Missbrauchs in der Kindheit schlossen, trug dazu bei. Schließlich bestanden immer auch täterseitige Interessen, einen real vorgekommenen Missbrauch in den Bereich der Fantasie zu verweisen. Unterstützung erhielten die Vertreter der False-Memory-Bewegung durch wissenschaftliche Befunde, die die Unzuverlässigkeit von Erinnerungen belegen sollten. Besonders einflussreich waren experimentelle Studien, bei denen Kindern Vorkommnisse suggeriert wurden, die nie stattgefunden hatten. Die Tatsache, dass die Kinder sie erinnerten, als seien sie real vorgekommen, wurde als Argument angeführt, um die Glaubhaftigkeit von in Therapien neu aufgetretenen Erinnerungen an Misshandlungen und Missbrauch anzuzweifeln (Schacter, 1996).

Zwar ist es richtig, dass Erinnerungen nie exakte Abbilder oder Aufzeichnungen des tatsächlich Geschehenen sind. Auch trifft es zu, dass sich im Zuge der Rekonsolidierung von Erinnerungen bei jedem Aufrufen der Erinnerung der Inhalt des Erinnerten verändert, weil Informationen aus dem je aktuellen Kontext einfließen und das Produkt der Erinnerung verändern. Doch lässt dies nicht den Schluss zu, dass Erinnerungen an stattgefundene Traumatisierungen lediglich das Resultat von Fantasien oder Suggestionen seien. Vielmehr zeigen empirische Studien, dass in Therapien neu aufgetretene, zuvor vergessene Erinnerungen ganz überwiegend bestätigt werden konnten (Dalenberg et al., 2012). Empirisch ließ sich ebenfalls zeigen, dass Patienten mit einer Dissoziativen Identitätsstörung nicht suggestibler sind und nicht mehr zu Konfabulation oder »false memories« neigen als PTBS-Patienten oder Schauspieler, die eine solche Identitätsstörung nur simulieren, oder gesunde Personen aus der Kontrollgruppe (Vissia et al., 2016).

Die Einwände der False-Memory-Bewegung konnten somit weitgehend entkräftet werden. Dass gleichwohl, auch in Europa, noch immer Anhänger mit vermeintlich gesicherten Forschungsergebnissen aufwarten, die ihre Behauptungen stützen sollen, lässt den Schluss zu, dass Interessen im Spiel sind, die mehr mit dem Wunsch nach Vertuschung von Straftaten als mit der Suche nach wissenschaftlicher Erkenntnis zu tun haben.

Dissoziation als Organisator der Persönlichkeit und die Multiplizität der Selbstzustände

Dissoziative Mechanismen können auch ohne eine entsprechende klinisch manifeste Symptomatik zu Aufspaltungen in der Organisation der Persönlichkeit führen. Traditionell wurde, ausgehend von Sigmund Freuds (1923b) Begriff der »Spaltung im Ich«, in der psychoanalytischen Diskussion von »Spaltungsphänomenen in der Organisation der Persönlichkeit« gesprochen. Melanie Klein (2000 [1946]) hatte eine Aufspaltung der kindlichen Objektwelt in »gute« und »böse« Teilobjekte beschrieben. William Ronald D. Fairbairn (2000) sprach von einer Aufspaltung des Ich in ein »libidinöses« und ein »aggressives Ich«, Otto F. Kernberg (1978) von der Aufspaltung der Welt der Selbst- und Objektrepräsentanzen in »nur gute« und »nur böse« Teil-Selbst- und Objektrepräsentanzen. Auf Heinz Kohut (1976) geht die Unterscheidung von »horizontaler« und »vertikaler« Spaltung der Persönlichkeit zurück. Léon Wurmser (2012, 2017) hat Persönlichkeitsspaltungen mit gegensätzlichen Teilidentitäten bei schweren Persönlichkeitsstörungen beschrieben.

Nicht zuletzt wegen der nicht zu überwindenden theoretischen Probleme, den Spaltungsbegriff befriedigend im Rahmen einer psychoanalytischen Abwehrlehre zu konzipieren (Lichtenberg & Slap, 1973), aber auch wegen der Schwierigkeiten, dissoziative Störungen angemessen mit den klassischen behandlungstechnischen Möglichkeiten zu therapieren, gingen neuere psychoanalytische Autoren dazu über, die beschriebenen Phänomene als dissoziative Phänomene aufzufassen (Brenner, 2018; Bromberg, 1998; Howell,

2005; Meares, 2012). Dabei spielten Konzeptionen eine wichtige Rolle, die von einer Multiplizität von Selbstzuständen ausgehen.

Der Gedanke der Multiplizität von Selbstzuständen geht, wie schon erwähnt, auf Theoretiker der Frühzeit der Psychoanalyse zurück, die eine Vielfalt von Selbstzuständen und ihre gelingende oder misslingende Integration in der normalen oder pathologischen Entwicklung beschrieben haben. Genannt seien die »Theorie der Ich-Kerne« (Glover, 1932) und die »Theorie der Ich- Zustände« (Federn, 1958). Beide Theorien wurden später zur Theorie der Ego-States von John G. Watkins und Helen H. Watkins (2012) weiterentwickelt. Die aus dieser Denkrichtung hervorgegangenen – und auch von der modernen neurobiologischen Forschung (Panksepp, 1998) im Grundsatz bestätigten – Konzepte gehen von einer entwicklungspsychologischen Normalität einer »Multiplizität« der Selbstzustände aus, die sich im Laufe einer förderlichen kindlichen Entwicklung zu einem subjektiv einheitlichen Selbsterleben zusammenschließen.

Kennzeichen einer normalpsychologischen Multiplizität der Persönlichkeit ist die Fähigkeit einer Person, die wechselnden Selbstzustände vor dem Hintergrund einer Kontinuität des Erlebens und der Erinnerung wahrzunehmen und zu beeinflussen. Anders verhält es sich bei pathologischen Formen der Multiplizität, wie sie bei schweren dissoziativen Störungen vorkommen: Hier findet ein Wechsel von Selbstzuständen statt, ohne dass den Betroffenen eine Möglichkeit der Beeinflussung gegeben ist; mitunter nehmen sie den Wechsel nicht einmal wahr.

Pathologische Formen der Multiplizität – als Ausdruck einer fortbestehenden dissoziativen Struktur der Persönlichkeit – entwickeln sich vor allem dann, wenn entwicklungsfördernde Bedingungen fehlen. Die ursprüngliche Multiplizität bleibt dann als Schutz gegen eine Bedrohung der kindlichen Elternbindung unter den Bedingungen von Misshandlung und Missbrauch bestehen. Somit ist die Dissoziation eine »natürliche« Reaktion auf schwere und anhaltende Traumatisierungen, die im weiteren Verlauf in einen pathologischen Prozess münden kann. Die Traumatisierungen, darauf sei nochmals hingewiesen, beschränkten sich nicht auf Missbrauch und Gewalt, sondern können ebenso in Beschämung, wechselnden elterlichen Beziehungsangeboten oder emotionaler Vernachlässigung bestehen.

Alternierende Selbstzustände finden sich nicht nur bei schweren dissoziativen Störungen, sondern auch bei anderen Störungsbildern, insbesondere bei schweren Persönlichkeitsstörungen, aber auch bei Essstörungen, Abhängigkeitserkrankungen und psychosomatischen Störungsbildern, namentlich bei Artefakterkrankungen mit heimlicher Selbst- oder Fremdschädigung. Bei all diesen Störungsbildern lassen sich die strukturellen Gegebenheiten der Persönlichkeitsorganisation vorteilhaft mithilfe des Konzepts dissoziativ abgespaltener Selbstzustände verstehen (Howell, 2014).

So können die nach ICD-11 für das Borderlinemuster der Persönlichkeitsstörung typischen Identitätsstörungen (Wöller, 2014a) am besten auf der Basis einer zugrunde liegenden dissoziativen Struktur konzipiert werden (Howell 2005; Meares 2012). Nach Elizabeth Howell (2005) ist die psychische Organisation von Borderlinepatienten weitgehend um alternierende masochistische Opfer- und wütende Täterzustände organisiert. In der Position der Opferidentifikation ist die Patientin unterwürfig, betäubt und erlebt sich als abhängig, in der Position der Täteridentifikation eher omnipotent und entwertend. Die als »Borderlinespaltung« bezeichneten State-Wechsel von Patienten mit einem Borderlinemuster sind mit den Wechseln bei der Dissoziativen Identitätsstörung vom Grundsatz her vergleichbar, doch finden sich bedeutsame Unterschiede:

- Obwohl bei beiden Störungsbildern mit dem Wechsel der Affektzustände auch Wechsel im Selbsterleben verbunden sind, haben Borderlinepatienten, anders als Patienten mit einer Dissoziativen Identitätsstörung, in der Regel keine Amnesien oder Teilamnesien für andere Selbstzustände, sondern grundsätzlich eine kontinuierliche Erinnerung; meist nehmen sie die oft dramatischen Änderungen im Verhalten und Affekt wahr, sie verleugnen jedoch deren Bedeutung.
- Bei Patienten mit Borderlinemuster wechseln in der Regel nur zwei Selbstzustände, während die Zahl der Selbstzustände bei Dissoziativer Identitätsstörung prinzipiell unbegrenzt ist. Die Aufspaltung der Persönlichkeit geht bei der Dissoziativen Identitätsstörung mit der Bildung hoch organisierter Persönlichkeitsanteile weit über die Polarität von Gut und Böse hinaus. Allerdings werden bei Patienten mit schweren dissoziativen Störungen selten die für Patienten mit dem Borderlinemuster typischen und mit heftigen Beziehungs-

abbrüchen einhergehenden interpersonellen Störungen beobachtet (Sack, 2004).

- Schließlich neigen persönlichkeitsgestörte Patienten mit Borderlinemuster nicht dazu, den Selbstzuständen den Status einer Person zu verleihen. Man könnte daher bei ihnen von einer »partiellen Dissoziation« sprechen (Howell, 2005; Wöller & Mattheß, 2017).

Auch das für die *Narzisstische Persönlichkeitsstörung* charakteristische Oszillieren zwischen Zuständen der Kleinheit und Bedeutungslosigkeit einerseits und der kompensatorisch erlebten Größe und Besonderheit andererseits kann unter dem Blickwinkel der Dissoziation betrachtet werden. Eine solche Sichtweise kann dann nützlich sein, auch wenn die Spaltung der Persönlichkeit nicht das Ausmaß wie bei einer vollständigen oder partiellen Dissoziativen Identitätsstörung erreicht, sondern sich auf den Umfang beschränkt, der bei der Komplexen posttraumatischen Belastungsstörung nach ICD-11 angetroffen wird.

Ist das Bindungssystem nicht mehr in der Lage, stressreiche Erregungen zu modulieren und die Person vor ängstlicher Erregung zu schützen, tritt bei den Betroffenen ein »Selbstfürsorgesystem« an die Stelle der unzureichenden emotionalen Versorgung durch die wichtigsten Bezugspersonen. Dazu ist es notwendig, die Teile des Selbst abzuspalten, die die unerträglichen beziehungstraumatischen Erinnerungen aufbewahren, und eine Selbststruktur zu schaffen, die eine effektive Strategie sichert, um mit ängstigen und missbräuchlichen Aspekten der Umgebung umzugehen. Ein in einem bindungstraumatischen Umfeld aufwachsendes Kind muss, der Not gehorchend, ein besonders großes Maß an Selbstgenügsamkeit und Autarkie entwickeln, jedoch um den Preis der Abspaltung eigener Bedürfnisse nach Abhängigkeit und Beziehung. Das grandiose Selbst ist dann Teil eines Systems der Selbstfürsorge: Da es niemanden gab, der emotional für das Kind sorgte, musste das Kind gewissermaßen sein eigener Elternteil werden. Die in der Grandiosität enthaltende Übertreibung scheint notwendig zu sein, um das Fehlen bedeutsamer Anerkennung durch die frühen Bezugspersonen zu kompensieren und um die Illusion der Selbstgenügsamkeit aufrechtzuerhalten. Jedoch hat ein grandioses Selbst niemals die transformativen Möglichkeiten einer Bezugsperson zur Verfügung. Wegen der illusorischen Qualität, die mit dem Versuch, sich selbst Spiegelung und Fürsorge zu geben, verbunden ist, wird die betroffene Person zwangsläufig eine Abhängigkeit von Ersatzfiguren entwickeln. Alle realen Interaktionspartner werden unter der Perspektive der inneren Objekte betrachtet und entweder dämonisiert oder idealisiert (Howell, 2003).

Eine im Hinblick auf die Rolle dissoziativer Mechanismen geänderte Sichtweise hat weitreichende Implikationen für ein zeitgemäßes Verständnis von klinischen Phänomenen, die mit den Begriffen »Enactment« und »projektiver Identifizierung« beschrieben wurden. *Enactments* und *Inszenierungen*, bei denen unverarbeitete Interaktionsmuster, die ihren Ursprung in vernachlässigenden oder missbräuchlichen Beziehungserfahrungen haben, in einer aktuellen Beziehung wiederbelebt werden, sind dem heutigen Verständnis nach dissoziativer Natur; und auch das klinisch äußerst wichtige Phänomen, das mit dem Begriff der *projektiven Identifizierung* beschrieben wird, kann vorteilhaft unter dem Blickwinkel der Dissoziation betrachtet werden.

Donnell B. Stern (2004) unterscheidet intrapsychische und interpersonelle Formen der Dissoziation; Letztere entsprechen für ihn dem Begriff des Enactments. Von einer intrapsychischen Dissoziation spricht er, wenn psychische Inhalte im Bewusstsein einer Person so in unterschiedlichen Bewusstseinszuständen abgespeichert sind, dass sie ihr nur in dem einen oder in dem anderen Selbstzustand zugänglich sind. Demgegenüber entspricht dem Enactment eine Form der Dissoziation, bei der der psychische Zustand einer Person nicht von ihr selbst, sondern nur von einer anderen Person erlebt wird. So kann ein bestimmter Selbstzustand von einem Patienten wegen seiner unerträglichen Qualität abgespalten werden, sodass er ihn selbst nicht wahrnimmt und nicht erinnert, während derselbe Zustand durch den Therapeuten explizit erlebt wird. Umgekehrt kann ein schwer erträglicher Selbstzustand des Therapeuten von ihm so abgespalten worden sein, dass dieser ihn nicht wahrnimmt, während der Patient genau diesen Zustand erlebt.

Stern (2004) eröffnet damit eine neue Sichtweise auf Phänomene, die traditionell mithilfe des Mechanismus der projektiven Identifizierung beschrieben wurden. Dessen Wirkung wurde auf

Abwehrprozesse der Projektion und Introjektion zurückgeführt, mit deren Hilfe unerträgliche Affekte und Selbstzustände in Interaktionspartner »deponiert« werden (Klein, 2000 [1946]; Bion, 1990 [1962]). So nützlich die eingängige Metaphorik des »Deponierens« für das klinische Verständnis dieses Prozesses auch sein mag, so wenig überzeugt sie in ihrem Erklärungsanspruch. Vielmehr ist davon auszugehen, dass unerträgliche Affektzustände und Selbstanteile, die zum Schutz vor emotionaler Überflutung dem bewussten Erleben mittels dissoziativer Mechanismen ganz oder teilweise entzogen werden, gleichwohl über Kanäle nonverbaler Kommunikation an die Interaktionspartner gelangen und dort ihre Wirkung im emotionalen Erleben entfalten.

Bei diesen negativen emotionalen Zuständen, die die Betroffenen typischerweise als ihre eigenen erleben, handelt es sich aus klinischer Sicht um solche, die mit hoher Wahrscheinlichkeit den ursprünglich abgespaltenen Zuständen der Initiatoren des Kommunikationsprozesses entsprechen. Sehr wahrscheinlich sind diese Vorgänge so zu verstehen: Über umfangreiche nonverbale Kommunikationskanäle wird den Interaktionspartnern unterhalb der Schwelle des Bewusstseins eine kaum überschaubare Vielzahl von Signalen übermittelt, die in ihnen mitunter ausgeprägte negative emotionale Zustände entstehen lassen. Diese Prozesse erfolgen mithilfe überwiegend rechtshirnig lokalisierter neuronaler Strukturen und unter Einbezug der Spiegelneuronensysteme der beiden an der Interaktion beteiligten Partner – gleichsam »vom rechten Gehirn zum rechten Gehirn« (Schore, 2010).

Körperbezogene Dissoziationen und Dissoziationen im Bereich der Körper-Selbst-Repräsentanz

Als Körperdissoziationen werden Phänomene bezeichnet, bei denen dissoziative Mechanismen dazu beitragen, dass der Körper oder ein Teil des Körpers zum Projektionsort für abgespaltene Aspekte von Objektrepräsentanzen wird. Diese Art der Objektverwendung des Körpers findet sich keineswegs nur bei dissoziativen Störungen, sondern auch bei somatoformen Störungen, schweren Essstörungen oder anderen Störungsbildern. Dies kann auf verschiedenen Wegen geschehen (Hirsch, 2010):

- Patienten, die in ihrer Kindheit traumatische Gewalt erlebt haben, können ihren Körper oder Teile davon misshandeln, als sei er das misshandelte Kind. Der Körper oder Körperteil muss dann die Gewalt oder Misshandlung erleiden, damit das psychische Selbst überleben kann. Dieser Vorgang stellt einerseits eine Reinszenierung der traumatischen Erfahrung dar; er hat andererseits auch eine entlastende Funktion für das gesamte Selbst, da auf diese Weise die innere Bedrohung externalisiert und auf den »bösen« Körper projiziert werden kann.
- Der Körper oder ein Teil davon kann zudem gerade dann, wenn er schmerzt oder beschädigt ist, Repräsentant eines wenn auch nicht guten, so doch anwesenden mütterlichen Objekts sein und auch Eigenschaften eines Übergangsobjektes annehmen.

Psychodynamisch betrachtet, wird der eigene Körper oder ein Teil des Körpers unbewusst wie ein äußeres Objekt aufgefasst. Dabei liegt eine Störung bei der Bildung eines Körperselbst vor, die nach der Art und Weise gestaltet ist, wie die Bezugsperson mit dem kindlichen Körper in den ersten Lebensmonaten umgegangen ist. Man kann auch von einem abgespaltenen Bereich im Körperselbst sprechen, in dem die missbräuchliche oder gewaltsame innere Objektbeziehung wie eine Prozedur abgespeichert ist. Die Reaktionen der Patienten auf ihren Körper oder einen Körperteil repräsentieren damit sowohl die Art und Weise, wie die Mutter mit dem Körper umgegangen ist, als auch die Art, wie das Kind ihren Umgang mit seinem Körper erlebt hat. Der Kindanteil der in den Körper projizierten Selbst-Objekt-Repräsentanzen wird durch destruktive Manipulationen physisch geschädigt, etwa durch Zufügen von Schmerz oder Auslösen von Funktionsstörungen, und anschließend durch medizinische Maßnahmen behandelt.

Psychodynamische Versuche, diese Phänomene zu erklären, gehen davon aus, dass positive verinnerlichte Interaktionserfahrungen zur Ausbildung einer kohäsiven Körper-Selbst-Repräsentanz beitragen, während ungünstige Entwicklungsbedingungen über dissoziative Mechanismen zu einer Spaltung der Körper-Selbst-Repräsentanz in Körper und Selbst oder zu einer Abspaltung einzelner Körperteilrepräsentanzen von der Körper-Selbst-Repräsentanz führen können. Beide Abspaltungsvorgänge – die Abspaltung des Körpers vom Selbst wie auch die Abspaltung einzelner Körperteile von der Körper-Selbst-Repräsentanz – können der Aufrechterhaltung eines im Allgemeinen kohäsiven Selbstbildes dienen. Dabei werden die Körper-Selbst-Repräsentanzen und die einzelnen Körperteilrepräsentanzen als Niederschlag von Beziehungserfahrungen mit primären Bezugspersonen aufgefasst. Die Repräsentanz des Körperteils wird auf diese Weise gleichsam zum »Aufbewahrungsort« der negativen Objektbeziehungserfahrung (Plassmann, 1989).

Eine Dissoziation des leib-seelischen Einheitserlebens findet sich bei verschiedenen psychosomatischen Störungsbildern, aber auch bei schweren Essstörungen und besonders bei Artefakterkrankungen mit heimlicher Selbst- oder auch Fremdschädigung:

- *Somatoforme Störungen:* Eine Abspaltung der Körperrepräsentanz und die Verwendung des Körpers als Projektionsort von Objektfantasien kommt zum Beispiel bei *somatoformen Schmerzen* vor. Hier kann der schmerzende Körper die Rolle des misshandelten Kindes, aber auch – allein dadurch, dass er anwesend ist – die Funktion eines beruhigenden, begleitenden mütterlichen Objekts annehmen (Engel, 1959; Hirsch, 2010). Erwähnt sei jedoch, dass es auch isolierte dissoziative Körpererinnerungen gibt, die sich ausschließlich in Schmerzen äußern.
- *Essstörungen:* Die Abspaltung des Körperselbst vom Rest des Selbst findet sich bei schweren Essstörungen, namentlich bei der Anorexie. Ungeachtet der Komplexität der Psychodynamik dieses Störungsbildes, bei der zweifellos die mit der Gewichtsabnahme verbundene Vermeidung weiblicher Merkmale eine zentrale Rolle spielt, kann der Körper zum Ort unterschiedlicher Projektionen werden: Der normalgewichtige weibliche Körper wird zum »Inbegriff alles Bösen«, zum externalisierten Repräsentanten einer die eigenen Autonomie- und Individuationsbedürfnisse bedrohenden (mütterlichen) Bezugsperson. Durch die Gewichtsreduktion kann ihm die Bedrohlichkeit magisch genommen werden (Hirsch, 2010).

- *Artefakterkrankungen:* Diese *heimlichen körperlichen Selbstschädigungen* gehen typischerweise mit einer Körperdissoziation einher, bei der der Körper zum Ort für Projektionen von Beziehungserfahrungen geworden ist. Die Patienten unterziehen sich einer Vielzahl von ärztlichen Untersuchungen und Eingriffen. Sie sind so lange »ideale« Patienten, bis aufseiten der Ärzte Zweifel an der organischen Verursachung der Beschwerden aufkommen und ihre Bereitschaft zu weiterer Diagnostik und Therapie nachlässt; darauf reagieren die Patienten ihrerseits mit heftigen Entwertungen und abrupten Beziehungsabbrüchen. Der gleiche Ablauf wiederholt sich kurz darauf in der nächsten Klinik.

  Patienten mit Artefakterkrankungen haben typischerweise körperbezogene Helferberufe, oft den Beruf der Krankenschwester bzw. des Krankenpflegers gewählt, Berufsfelder, die es ihnen gestatten, ein Bedürfnis nach positiven, nicht invasiven und asexuellen Körperkontakten auszuleben. In einer Doppelidentifizierung als Mutter *und* Kind können sie gleichzeitig die Rolle der Mutter ihrer Patienten und diejenige eines Kindes einnehmen, das behandelt wird. Der Arzt kann dann als nur gute, fürsorgliche und nicht eindringende Muttergestalt oder als starke und nicht inzestuös agierende Vatergestalt wahrgenommen werden. Die Impulse zur Selbstschädigung sind psychisch nicht repräsentiert; sie bleiben dissoziativ abgespalten und verleugnet (Plassmann, 1989).
- *Münchhausen-Syndrom:* Eine Artefakterkrankung mit heimlicher körperlicher Fremdschädigung liegt bei dem sogenannten *Münchhausen-by-proxy-Syndrom* vor. So wird eine Form der Kindesmisshandlung bezeichnet, bei der eine Bezugsperson, in der Regel die Mutter, dem Kind Schädigungen mit symptomatischen Folgen zufügt, zu deren Behandlung sie das Kind anschließend medizinischen Maßnahmen zuführt. Die Psychodynamik entspricht im Wesentlichen derjenigen bei heimlicher Selbstschädigung, jedoch mit dem bedeutsamen Unterschied, dass nicht der eigene Körper, sondern derjenige des eigenen Kindes zum Repräsentanten des traumatisierten und anschließend zu rettenden Kindes wird (ebd.).

Dissoziation und Bindungskontext

Unter einer bindungstheoretischen Perspektive lassen sich dissoziative Phänomene als adaptive Vorgänge verstehen, die dem Schutz der Bindungsbeziehungen und der Sicherstellung der Alltagsfunktionalität unter den Bedingungen von Misshandlung und Missbrauch dienen.

Für das Kind entsteht eine anhaltende Gefahrensituation bei gleichzeitiger Notwendigkeit, die Bindungsbeziehung zu den wichtigsten Bezugspersonen zu erhalten. Mangels alternativer Möglichkeiten können Schutz und Rettung nur bei den schädigenden Bezugspersonen gesucht werden; ihnen gegenüber muss jedoch gleichzeitig das Bedrohungsabwehrsystem aktiviert werden. Die in der Regel in der Kindheit ausschließlich vorhandene Fähigkeit zur Dissoziation dient dem Kind dazu, widersprüchliche Informationen und nicht aushaltbare Gefühle subjektiv widerspruchsfrei zu integrieren. Kinder können so zum Beispiel ihre Liebe zu den Eltern bewahren, auch wenn diese sich ihnen gegenüber aversiv und misshandelnd verhalten.

Eine herausragende Rolle spielt bei Bindungstraumatisierungen die Desorganisation des Bindungssystems. Nach heutiger Auffassung entstehen desorganisierte Bindungen, wenn die zentrale Bindungsfigur gleichzeitig die Quelle von Trost und Angst, wenn sie gleichermaßen für Schutz und Bedrohung verantwortlich ist. Situationen mit unvorhersehbarer Bedrohung treten für ein Kind auf, wenn Bezugspersonen selbst rasche Wechsel der Persönlichkeitszustände zeigen und von einem Zustand liebender Fürsorge plötzlich in einen Persönlichkeitszustand überwechseln, der mit Affekten der Angst, Wut, Verzweiflung, Ohnmacht und Hilflosigkeit, oft auch mit sadistischen Impulsen sowie massiven Entwertungen und Beschämungen einhergeht. Nicht selten ist der Anblick des Kindes selbst der entscheidende Auslöser, der – meist abgespaltene – Erinnerungen an Misshandlungserfahrungen der eigenen Kindheit wachruft. In einem derartigen Zustand können Bezugspersonen das Kind als Bedrohung erleben und mit Misshandlungen reagieren (Liotti, 2006; Lyons-Ruth et al., 2006).

Für das Kind entsteht eine hochkomplexe Situation: In schnellem Wechsel muss es sich hilfesuchend an eine Person wenden, vor der es sich im nächsten Moment schützen muss. Es muss grundverschiedene motivationale Systeme in kurzer zeitlicher Abfolge und in Bezug auf dieselbe Person aktivieren – eine Situation, die mit einer kohärenten psychischen Entwicklung nicht vereinbar ist. Infolgedessen müssen die mit den unvereinbaren Bedürfnissen – Bindungsbedürfnissen auf der einen und Schutzbedürfnissen auf der anderen Seite – verbundenen Selbstzustände im Erleben getrennt werden.

Dissoziative Mechanismen gestatten es, extrem widersprüchliche Selbstzustände unverbunden nebeneinander bestehen zu lassen, jedoch um den Preis multipler Funktionseinschränkungen und des Verlusts der Kontinuität des Erlebens. Die prozeduralen Abläufe, deren sich das Kind bedienen musste, um mit den abrupten Zustandswechseln und unterschiedlichen Verhaltensweisen seiner Bezugspersonen umzugehen, sind im impliziten Gedächtnis gespeichert. Die Folgen dieser Schutzmaßnahmen sind dramatisch: Sie führen zur Diskontinuität des bewussten Erlebens, zur Fragmentierung und Kompartimentalisierung des Gedächtnisses und zu einer erschwerten Wiederauffindung von Erinnerungen.

Die Bindungsforschung hat gezeigt, dass nicht nur offensichtliche Misshandlungen und Missbrauch zu einem desorganisierten Bindungsmuster führen. Etwa 15 Prozent der Kinder aus Familien mit niedrigem Risiko für traumatische Erfahrungen hatten ebenfalls desorganisierte Bindungsmuster (Liotti, 2006). Es muss daher angenommen werden, dass auch elterliche Verhaltensmuster, die auf den ersten Blick nicht als bindungstraumatisch erkennbar sind, von einem Teil der Kinder als Ausdruck fehlenden Attunements oder emotionaler Vernachlässigung erlebt und mit der Ausbildung eines desorganisierten Bindungsmuster beantwortet werden. In jedem Falle weist ein desorganisiertes Bindungsmuster darauf hin, dass ein Teil des Kindes den Wunsch hat, sich der Bindungsfigur anzunähern, während ein anderer Teil sich vor ihr schützen und vor ihr fliehen muss.

Neurobiologische Perspektiven

Aus neurobiologischer Sicht wird davon ausgegangen, dass sich die Entwicklung der integrativen Funktionen des Gehirns in einem

Reifungsprozess vollzieht. Die Reifungsprozesse sind allerdings auf zureichende Bedingungen angewiesen, insbesondere auf eine angemessene emotionale Regulation durch eine sorgende, tröstende und Schutz gewährende Bezugsperson. Wenn jedoch die frühe dyadische Affektregulation zwischen der Bezugsperson und dem heranwachsenden Kind scheitert, insbesondere dann, wenn negative emotionale Zustände über längere Zeit unreguliert bestehen bleiben, kommt es zu einer anhaltenden Aktivierung der Stressphysiologie mit massiver Ausschüttung von Neurohormonen und neurotoxisch erhöhten Spiegeln neuromodulatorischer Substanzen. Die neuronale Vernetzung wichtiger kortikaler Strukturen – vor allem präfrontaler Strukturen und des Hippocampus – wird beeinträchtigt; die Bildung von Synapsen in diesen Bereichen bleibt hinter dem altersentsprechend zu erwartenden Maß zurück. Auf diese Weise führen frühe und wiederholte Traumatisierungen zu strukturellen und funktionellen Hirnschädigungen vor allem im Bereich des rechtsseitigen präfrontalen Cortex. Neben ausgeprägten Störungen der Emotionsregulierung als Folge präfrontaler Regulationsdefizite bewirken sie, dass das Gehirn in einem unvollständig integrierten psychobiologischen Modus arbeitet, bei dem unterschiedliche Funktionssysteme nebeneinander existieren (Schore, 2007).

Auch wenn der unter bindungstraumatischen Bedingungen eintretenden Behinderung oder Verzögerung der integrativen Funktionen in erster Linie eine Störung in der Entwicklung von altersentsprechenden neuronalen Netzwerken zugrunde liegen dürfte, sollte ihre gleichzeitig adaptive Funktion nicht übersehen werden. Die unzureichende Integration kann sich in doppelter Hinsicht als vorteilhaft erweisen: Zum einen schützt sie vor einer Überflutung durch unerträgliche Emotionen, indem sie, wie es das Modell von Ruth A. Lanius und Kollegen (2010) nahelegt, die Alarmierungsfunktion der Amygdala unterdrückt und die emotionale Erregung im Gefolge der Traumatisierungen abdämpft. Zum anderen trägt sie dazu bei, die Bindungsbeziehung zu den primären Bezugspersonen trotz Misshandlung, Vernachlässigung und Verrat zu erhalten. Dies gilt vor allem dann, wenn das Verteidigungs- und Bedrohungsabwehr- und das Bindungssystem gegenüber derselben Bezugsperson in rascher Folge aktiviert werden müssen.

Theorie der Strukturellen Dissoziation der Persönlichkeit

Viel Beachtung hat in den letzten Jahren die neurobiogisch fundierte Theorie der Strukturellen Dissoziation der Persönlichkeit gefunden (van der Hart et al., 2008). Sie gilt heute als ein übergreifendes Konzept zum Verständnis von Traumafolge- und dissoziativen Störungen. Unter Bezugnahmen auf die Theorien von Pierre Janet (1989) und die Befunde der affektiven Neurowissenschaften beschreibt sie Wahrnehmungs-, Affekt- und Handlungsschemata als biologisch angelegte emotionale Aktionssysteme, die nicht nur Handlungen, sondern auch alle zugehörigen Gefühle, Gedanken und sensorischen Wahrnehmungen umfassen, die dem Überleben des Individuums oder der Spezies Mensch dienen. Sie beschreibt auf dieser Basis die Veränderungen im Zusammenwirken dieser Systeme, die im Gefolge schwerer psychischer Traumatisierungen auftreten.

Als wichtigen Wegbereiter dieser Theorie wird Charles S. Myers (1940) betrachtet. Dieser hatte bei seiner Arbeit mit akut traumatisierten Soldaten Wechsel der Persönlichkeitszustände beobachtet und angenommen, dass es unter der Einwirkung der Kriegstraumata zu einer Aufspaltung der Persönlichkeit kommt: in einen funktionstüchtigen Teil, der die Alltagsbewältigung übernimmt, und einen anderen Teil, in dem die emotionalen Seiten des Erlebens repräsentiert sind. Im ersten Fall sprach er von der »anscheinend normalen Persönlichkeit«, im letzteren von »emotionaler Persönlichkeit«.

Davon ausgehend konzipierten Onno van der Hart und Kollegen (2008) eine Systematik der Strukturellen Dissoziation der Persönlichkeit entlang den Grenzen der genannten biologischen Systeme. Zentrale Annahme der Theorie ist, dass traumatischer Stress eine Störung der Abstimmung dieser Systeme bewirkt. Durch die anhaltenden Misshandlungs- oder Vernachlässigungserfahrungen der Kindheit kann eine befriedigende Integration der biologischen Aktionssysteme nicht gelingen. In der Folge werden Aktionssysteme, die der individuellen Bedrohungsabwehr und der Verteidigung dienen, sowie solche, die für die Bewältigung des Alltagslebens und für das Überleben der Spezies verantwortlich sind, »dissoziiert« und in alternierenden und kompetitiven

Subsystemen der Persönlichkeit organisiert. Dem Überleben des Individuums dient ein Verteidigungssystem, das Aktionssysteme wie Kampf, Flucht, Einfrieren, Totstellen und totaler Unterwerfung umfasst; dem Überleben der Spezies dienen zum Beispiel das Bindungssystem, die Systeme der Sexualität und der Fürsorge für Nachkommen, aber auch Systeme der Neugier und des Spielens (Mattheß, 2013).

Eine erste Form der Aufspaltung der Persönlichkeit bezieht sich demnach auf biologische Systeme, die

- der Alltagsbewältigung und dem Überleben der Spezies dienen; sie werden als »Anscheinend normaler Persönlichkeitsanteil« (ANP) bezeichnet;
- dem individuellen Überleben in Notsituationen dienen und Aktionssysteme der Verteidigung, Gefahrenabwehr und Notfallbindung an Bindungsfiguren enthalten; sie werden auch als »Emotionaler Persönlichkeitsanteil« (EP) zusammengefasst – um Missverständnisse zu vermeiden, haben die Autoren vorgeschlagen, von »Persönlichkeitsanteilen« statt von »Persönlichkeiten« (wie bei Myers, 1940) zu sprechen; diesem Vorschlag möchte ich folgen.

Weitere Aufspaltungen können sowohl im EP- als auch im ANP-System vorkommen. Während das ANP-System im Dienst der Alltagssicherung tendenziell die Erinnerungen an traumatische Erfahrungen vermeidet, sind diese typischerweise im EP-System zugänglich. In Abhängigkeit vom Umfang der Aufspaltungen kann die strukturelle Dissoziation der Persönlichkeit eher einfach oder sehr komplex ausfallen:

- Als »*primäre* strukturelle Dissoziation« wird eine Aufspaltung der Persönlichkeit bezeichnet, bei der der »emotionale Persönlichkeitsanteil« von dem »anscheinend normalen Persönlichkeitsanteil« abgespalten wird. Während der EP die emotionale Last der belastenden Erinnerungen einschließlich der intrusiven Erinnerungsfragmente trägt, gewährleistet der ANP außerhalb dieser episodischen Einbrüche die Alltagsbewältigung. Eine primäre strukturelle Dissoziation findet sich bei den Anpassungsstörungen und der »einfachen« Posttraumatischen Belastungsstörung (entsprechend den Kriterien der ICD-10 oder ICD-11).

- Bei einer »*sekundären* strukturelle Dissoziation« ist der emotionale Persönlichkeitsanteil in unterschiedliche Subsysteme – Kampf, Flucht, Einfrieren, Totstellen – aufgeteilt. Jedes Aktionssystem kann tendenziell durch einen anderen EP repräsentiert werden. Auf diese Weise kann ein EP für Flucht, ein anderer für Fürsorge, wieder ein anderer für Unterwerfung stehen. Auch können die EPs entsprechend den unterschiedlichen Rollen des Betroffenen und des Täters im Traumageschehen weiter aufgespalten sein. Dabei können sich kindliche Persönlichkeitsanteile in unterschiedlichen Altersstufen herausbilden, ebenso Persönlichkeitsanteile, die innere Täter, Retter, Helfer oder Beschützer repräsentieren. Eine sekundäre strukturelle Dissoziation der Persönlichkeit findet sich typischerweise im Rahmen einer Komplexen posttraumatischen Belastungsstörung nach ICD-11 oder bei einem Borderlinemuster der Persönlichkeitsstörung.
- Die »*tertiäre* strukturelle Dissoziation« der Persönlichkeit beinhaltet darüber hinaus eine Aufspaltung des anscheinend normalen Persönlichkeitsanteils in verschiedene Anteile, die unterschiedliche Funktionen der Alltagsbewältigung übernehmen können. Diese Form der Aufspaltung kommt bei der Dissoziativen Identitätsstörung vor. Subsysteme des ANP können zum Beispiel sein: ein System, das in einem depersonalisierten und betäubten Modus den häuslichen Alltag bewältigt; ein anderes, das die Berufsausübung organisiert; und ein weiteres, das für die Versorgung der eigenen Kinder zuständig ist (van der Hart et al., 2008).

Mittels funktioneller Bildgebung konnten bei Patienten mit Struktureller Dissoziation der Persönlichkeit in Abhängigkeit davon, ob eher der ANP oder der EP aktiviert war, unterschiedliche physiologische Reaktionsmuster auf neutrale und traumaassoziierte Erinnerungen sowie auf neutrale und gefahrenbezogene Reize gefunden werden (Reinders et al., 2003; Schlumpf et al., 2013).

Die »strukturelle Dissoziation« im Kontext dieser Theorie ist als ein grundlegendes traumatisches Reaktionsmuster zu verstehen. Insofern lässt sie sich nicht nur auf dissoziative Störungen im deskriptiven Sinne der ICD-11, sondern auch auf andere Störungsbilder anwenden, bei denen Spaltungsprozesse der Persönlichkeit vorkommen, darunter auch bei Persönlichkeitsstörungen, verschiedenen Essstörungen, bestimmten Formen von Abhängigkeitserkrankungen oder bei Artefakterkrankungen. So lassen sich die charakteristischen Stimmungs- und Verhaltensänderungen von Patienten mit einem Borderlinemuster gut durch die wechselnde Präsenz emotionaler Persönlichkeitsanteile erklären. Ihre Tendenz zu schnellem Wechsel von Idealisierung und Entwertung kann ebenso wie ihre Kampf-, Flucht- und Unterwerfungsreaktionen auf der Basis einer traumabedingt unzureichenden Integration dieser Aktionssysteme verstanden werden – wobei die Abgrenzungen der Anteile untereinander in diesen Fällen nicht immer distinkter Natur sind, sondern eher weichere Übergänge aufweisen (Mattheß & Sack, 2010; Mosquera et al., 2009; Steele et al., 2017; van der Hart et al., 2008).

Die Metapher der Persönlichkeitsanteile

Die Metapher der »Persönlichkeitsanteile« hat sich zur Bezeichnung besonders ausgeprägter oder auch dissoziativ abgespaltener Seiten der Persönlichkeit, die bestimmte Erlebnisse und Erfahrungen repräsentieren und immer wieder bestimmte Selbstzustände hervorrufen, eingebürgert und bewährt. Vergleichbare Begriffe sind »Ich-Anteile« oder auch der von John G. Watkins und Helen H. Watkins (2012) eingeführte Begriff der »Ego-States«.

Die Metapher der »Persönlichkeitsanteile« bietet zahlreiche Vorteile. Besonders wenn unterschiedliche, miteinander im Widerspruch stehende Seiten der Persönlichkeit zu Blockaden führen, kann sie – besser als der klassische Begriff des innerpsychischen »Konflikts« – in der therapeutischen Arbeit Möglichkeiten der Externalisierung und Distanzierung eröffnen. Die zueinander im Widerspruch stehenden Seiten der Person lassen sich so auf eine anschaulichere und distanziertere Weise beobachten, beschreiben und in ihren jeweiligen Anliegen und Funktionen erfassen, ohne dass die gesamte Persönlichkeit zum Objekt der Betrachtung gemacht werden muss. Vermutlich wird die Metapher von Patienten aus diesen Gründen gut akzeptiert. Zusätzlich vermittelt die Zuordnung eines Zustandes zu einem kindlichen Persönlichkeitsanteil metaphorisch die Information, dass die aktivierten Gefühle nicht in die Gegenwart, sondern in die Kindheit des Patienten gehören.

Wichtig ist allerdings, dass im Verständnis der Patienten der metaphorische Charakter des Begriffs des »Persönlichkeitsanteils« erhalten bleibt. Vor allem, wenn im Laufe der Behandlung therapeutische Techniken zur Anwendung kommen, bei denen die »erwachsene« Patientin aufgefordert wird, bestimmte Persönlichkeitsanteile »anzusprechen«, »zu befragen« oder »um Erklärung zu bitten«, oder wenn das Vorgehen bei der Arbeit mit inneren Kindanteilen vorgestellt wird, muss dem Patienten klar sein, dass es sich dabei nicht um reale, von ihm getrennte »Persönlichkeiten« und vor allem nicht um eigenständige »Kinder« handeln kann. Eine entsprechende Haltung empfiehlt sich besonders für den therapeutischen Umgang mit Patienten, die unter einer Dissoziativen Identitätsstörung leiden. Wird darauf konsequent geachtet, kann die Verwendung der Metapher des Persönlichkeitsanteils äußerst hilfreich sein, um zu verstehen, wie bestimmte »emotionale Anteile« unter der Wirkung spezifischer Stimuli getriggert werden und starke emotionale oder körperliche Reaktionen hervorrufen.

Über die möglichen Eigenschaften von Persönlichkeitsanteilen lassen sich verschiedene Beobachtungen festhalten:

- *Unterschiedliche Entwicklung und Organisation:* Die den wechselnden Selbstzuständen zuzuordnenden Persönlichkeitsanteile können unterschiedlich stark organisiert sein. Sie können isolierte Affektzustände darstellen, aber auch – wie bei der Dissoziativen Identitätsstörung – hoch organisiert sein und die Gestalt vollständiger Persönlichkeiten annehmen, die eine eigene Geschichte und eigene Charakterzüge besitzen. Durch den hohen Grad ihrer Organisation können diese »Persönlichkeiten« prinzipiell alle Ich-Funktionen ausüben und auf diese Weise die Bewältigung des Alltags der Person übernehmen. Die individuelle Fantasiefähigkeit und Vorstellungskraft eines Kindes, das unter dem Druck steht, die Bindungsbeziehungen unter traumatischen Lebensumständen schützen zu müssen, trägt wesentlich zur Ausgestaltung dieser verschiedenen Persönlichkeitsanteile bei; traumatisch induzierte Trancezustände unterstützen den Prozess der sich divergierend entwickelnden Selbstzustände zusätzlich. Die Folge sind tief greifende Identitätsstörungen mit widersprüchlichen, nicht integrierten Selbstbildern bis hin zu einem zersplitterten Selbst.

- *Widersprüchliche Außenwirkung:* Die Persönlichkeitsanteile können auf äußere Anforderungen oder Bedrohung unterschiedlich reagieren und auf diese Weise eine widersprüchliche Außenwirkung hervorrufen. Während der dominierende Alltagsanteil bemüht ist, mit einer schwierigen sozialen Situation zurechtzukommen, kann ein anderer Anteil auf Flucht drängen oder vor einer Gefahr warnen. Nicht selten manifestieren sich bei Patienten mit einer Dissoziativen Identitätsstörung abgespaltene Persönlichkeitsanteile in Form von Pseudohalluzinationen als kommentierende oder auch imperative Stimmen mit selbstentwertendem Inhalt. Im Unterschied zu Halluzinationen, die bei schizophrenen Psychosen auftreten und als von außen kommend wahrgenommen werden, werden die Stimmen dissoziativen Ursprungs als »innere« Stimmen erlebt. Anders als bei psychotischen Störungen ist Patienten mit dissoziativen Pseudohalluzinationen in der Regel bewusst, dass diese Stimmen nicht real sind und nicht von anderen wahrgenommen werden können.
- *Anteilwechsel:* Der Wechsel in einen anderen Persönlichkeitsanteil geschieht unwillkürlich und wird durch bestimmte Reize (Trigger) im Außen, seltener im inneren Erleben ausgelöst. Auf einen Wechsel in einen anderen Persönlichkeitsanteil deutet es hin, wenn plötzlich eine veränderte Sitzhaltung oder eine andersartige Tonlage erkennbar wird. Die Änderungen können subtil und dennoch für die therapeutische Arbeit höchst bedeutsam sein, weshalb es sich lohnt, ihnen Aufmerksamkeit zu schenken.
- *Abwehrmechanismen:* Zur Aufspaltung der Persönlichkeit kommt es umso mehr, je weniger nicht dissoziative Abwehrmechanismen vorhanden sind. Bei sehr abwehrschwachen Individuen wird sie nicht erst spät, das heißt nach dem Versagen anderer Abwehrmechanismen, sondern schon zu Beginn als erste Strategie zur Abwehr eines Bedrohungserlebens eingesetzt.
- *Regulative Funktionen:* Alle Persönlichkeitsanteile haben oder hatten im Leben der Patienten eine bedeutsame regula-

tive Funktion. Dies gilt in besonderem Maße für destruktive, gegen die eigene Person gerichtete Persönlichkeitsanteile. In der Regel hatten sie unter traumatischen Bedingungen insofern eine Schutzfunktion, als sie das traumatisierte Kind durch eigenes Drohen, Entwerten und auch Misshandeln zur Anpassung zwangen, um so schlimmere Misshandlungen zu vermeiden oder zumindest zu antizipieren. Indem die gegen die eigene Person gerichteten Maßnahmen noch rigider waren als das, was durch die Bezugspersonen zu erwarten war, konnte es gelingen, den Misshandlungen zuvorzukommen. Eine wichtige Rolle spielt dabei die Entwicklung negativer Überzeugungen von der eigenen Person. Sie entstehen, wenn ein Kind die Entwertungen der Bezugspersonen übernimmt, um die Bindung zu ihnen aufrechterhalten zu können.

- *Zahl der Abspaltungen:* Gelegentlich werden bei Patienten mit einer Dissoziativen Identitätsstörung sehr hohe Zahlen abgespaltener Persönlichkeitsanteilen angetroffen. Vermutlich ergibt sich eine Notwendigkeit, neue Persönlichkeitsanteile zu produzieren, durch das anhaltende Erleben von Misshandlung und Missbrauch. Meist wurden die neu erschaffenen »Persönlichkeiten« in der Hoffnung entwickelt, weiterem Missbrauch entgehen zu können.
- *Ausprägungen der Anteile:* Die wichtigsten Ausprägungen von Persönlichkeitsanteilen sind (nach Boon et al., 2013):
  - kindliche oder jugendliche Anteile, die in der Regel die Erinnerung an das traumatische Erleben in sich tragen;
  - Helferanteile, die sich um andere, meist kindliche Anteile kümmern, für sie sorgen oder sie beruhigen – sie sind meist aus Vorbildern positiver Personen der eigenen Vergangenheit, aus Figuren von Film und Fernsehen oder auch aus der Erfahrung eigener Parentifizierung entstanden;
  - Anteile, die Ähnlichkeit mit Tätern haben und die eher aggressive Gefühle wie Wut und Hass in sich tragen und andere Anteile bedrohen oder bestrafen;
  - kämpferische Anteile, die sich der Gefahrenabwehr verschrieben haben, sich stark fühlen und oft auch gegen andere innere Anteile vorgehen, deren Verhalten sie als Bedrohung oder Beschämung empfinden;

- schamerfüllte Anteile, die traumatische Schamerfahrungen aufbewahren, sie werden in besonderem Maße gemieden und sind besonders geeignet, die Dissoziation aufrechtzuerhalten.

Klassifikation und Diagnostik

Um heute das breite Spektrum der dissoziativen Phänomene übersichtlicher zu gestalten, wurden verschiedene Vorschläge der Einteilung gemacht. Eine erste Möglichkeit der Gliederung unterscheidet entlang der Dimension *Normalität versus Pathologie*. Dissoziationen können ebenso zum normalpsychologischen Erleben des Menschen gehören, aber auch eine pathologische Dimension annehmen. Auch wenn einige Autoren für die Annahme eines Kontinuums zunehmend integrierten Erlebens eintreten, ist es nach neueren Erkenntnissen wahrscheinlicher, von qualitativ unterschiedlichen Erlebens- und Funktionszuständen auszugehen (Dell & O'Neil, 2009).

Zu den *normalen Formen der Dissoziation* werden Absorptionsphänomene und leichtere Trancezustände des täglichen Lebens gezählt, zum Beispiel das Wegdämmern während automatisch ablaufender Handlungen. Als bekanntes Beispiel seien die bei längeren Fahrten auftretenden »Autobahntrancen« genannt. Auch die Fähigkeit, sich mit äußerster Konzentration, die jede Ablenkung ausschließt, einer Aufgabe zu widmen, kann als eine normale Form der Dissoziation aufgefasst werden, da auch hier die integrativen Funktionen zumindest bezüglich der Wahrnehmung des Umfeldes reduziert sind. Sie kann das Aufmerksamkeitssystem entlasten und eine Vertiefung in ausgewählte Interessengebiete und Aufgaben gestatten. In künstlerischen Schaffensprozessen können transartige Zustände ein kreatives Fantasieren erleichtern. Nicht wenige Kulturen nutzen dissoziative Phänomene als Elemente religiöser Erfahrung.

Als *pathologische Dissoziationen* werden dissoziative Prozesse bezeichnet, die mit einer klinisch bedeutsamen Schwächung oder dem Verlust integrativer Funktionen einhergehen. Diese können das Bewusstsein ebenso betreffen wie die Wahrnehmung oder das Gefühl der persönlichen Identität. Pathologische Dissoziationen kommen durchweg im Zusammenhang mit belastenden Lebensereignissen, Situationen der Anspannung und psychischen Traumatisierungen vor. Während physiologische Dissoziationen nur zu kurzzeitigen Unterbrechungen normaler Abläufe führen und die Alltagsbewältigung nicht oder nicht nennenswert beeinträchtigen, kann es bei pathologischen Dissoziationen zu einer erheblichen Beeinträchtigung der Alltagsfunktionalität kommen.

Eine zweite Form der Einteilung geht davon aus, dass pathologischen Dissoziationen grundsätzlich zwei unterschiedliche Vorgänge zugrunde liegen können, die für die Therapieplanung von großer Bedeutung sind (Holmes et al., 2005; Mattheß & Sack, 2010; van der Hart et al., 2008):

Im ersten Fall finden sich Phänomene der *Defokussierung der Aufmerksamkeit und Absorption*, die auch mit den Begriffen der Distanzierung und des mentalen Abgekoppeltseins benannt werden, allerdings in einer über das Normalpsychologische hinausgehenden Form, die auf diese Weise Symptomwertigkeit erlangt. Es besteht jedoch keine Aufspaltung oder Fragmentierung der Persönlichkeit.

Im zweiten Fall findet sich eine *Aufspaltung oder Fragmentierung der Persönlichkeit* auf der Basis dissoziativer Mechanismen mit wechselnden Bewusstseins- oder Körperzuständen. Sie entspricht dem ursprünglichen Dissoziationskonzept von Pierre Janet, der eine weitgehende oder vollständige Aufspaltung der Ideen- und Funktionssysteme, die die Persönlichkeit ausmachen, beschrieben hatte. Bei diesen Formen kommt es zu ausgeprägten Zustandswechseln mit Amnesien für das Erleben während anderer Zustände bis hin zu Identitätswechseln oder zum meist reversiblen Auftreten körperlicher Funktionsstörungen. Die Kontinuität des Erlebens ist aufgehoben, die Fähigkeit, Erleben zeitlich korrekt zuzuordnen, gestört, ein kohärentes Handeln ist stark beeinträchtigt bis unmöglich.

Eine dritte Möglichkeit der Einteilung dissoziativer Phänomene kann aufgrund ihrer psychologischen oder somatoformen Komponenten vorgenommen werden (van der Hart et al., 2008):

Symptome psychologischer oder – wie von Onno van der Hart und Kollegen (ebd.) in Analogie zu den somatoformen Dissoziationen vorschlagen wurde – *»psychoformer« Dissoziationen* umfassen dissoziative Amnesie, Depersonalisation, Derealisation,

Identitätskonfusion und -fragmentierung, Out-of-body-Erfahrungen, veränderte Zeitwahrnehmung und mentale Absorption.

Somatoforme Dissoziationen hingegen beziehen sich auf körperliche dissoziative Symptombildungen, in der Regel im Bereich der Willkürmotorik und der Sinnesorgane. Zu ihnen gehören die dissoziativen neurologischen Symptome der ICD-11 mit den Symptomen Anästhesie, Analgesie, Schmerzen, psychogene Blindheit oder Taubheit ebenso wie dem Verlust der motorischen Kontrolle.

Eine vierte, ebenfalls von van der Hart und Kollegen (ebd.) vorgeschlagene Möglichkeit der Einteilung sieht vor, zwischen »positiven« und »negativen« dissoziativen Symptomen zu unterscheiden. Der Vorschlag war angelehnt an die klassische, von Kurt Schneider (2007 [1950]) eingeführte Systematik der Unterscheidung von Negativ- und Positiv-Symptomen der Schizophrenie, bei der beispielsweise produktive Wahnbildungen der positiven und energetische Potenzialverluste der negativen Seite der schizophrenen Symptomatik zugeordnet wurden. Beide Typen können als psychologische (oder psychoforme) und als somatoforme Dissoziation vorkommen.

Als *»positive« dissoziative Symptome* werden solche bezeichnet, die ein störendes und intrusives »Zuviel« an Symptomatik beinhalten. Dazu zählen auf der psychischen Ebene beispielsweise sich aufdrängende Bilder, Gedanken, Sinneswahrnehmungen, Schmerzen, Intrusionen oder Pseudohalluzinationen, typischerweise in Form kommentierender oder imperativer Stimmen.

Unter den Begriff der *»negativen« dissoziativen Symptome* fallen diejenigen, die ein »Zuwenig« an Funktionalität im Sinne einer Funktionseinschränkung oder des vollständigen Fehlens einer Funktion anzeigen. Auf der psychischen Ebene sind dies Amnesien und Erinnerungslücken, Defizite der Selbstwahrnehmung; auf der körperlichen Ebene finden sich Sensibilitätsstörungen mit herabgesetzter Empfindung, Lähmungserscheinungen oder Ausfälle im Bereich der Sinneswahrnehmung als psychogene Blindheit, Taubheit oder in Form von Ausfällen im Bereich anderer Sinnesqualitäten.

Betrachtet man nur die pathologischen Formen der Dissoziation, so finden sich die meisten von ihnen als »Dissoziative Störungen« in den Klassifikationssystemen der ICD-11 (Reed et al., 2018), aber auch der amerikanischen DSM-5 (APA, 2015) wieder. Gegenüber der entsprechenden Störungsgruppe der ICD-10 (WHO, 1992) wurden in der ICD-11 einige Veränderungen vorgenommen. Die Klassifikation wurde vereinfacht, auf neuere Forschungsdaten abgestimmt und den klinischen Bedürfnissen angepasst. Die wichtigsten Veränderungen sind:

- Der Begriff der »Konversion«, der in der ICD-10 im Oberbegriff der dissoziativen Störungen, in Klammern gesetzt, als Alternativbegriff angeboten worden war, erscheint in der ICD-11 nicht mehr. Die ICD-11 trägt damit einer seit Längerem beobachtbaren Praxis Rechnung, der zufolge der Begriff der »Konversion« kaum noch im Rahmen einer deskriptiven Diagnostik, sondern nur noch im Kontext einer spezifischen psychodynamischen Diagnostik verwendet wird.
- Die neu geschaffene Kategorie »Dissoziative neurologische Symptome« wird auf der Basis des dominierenden neurologischen Symptoms – beispielsweise Sehstörung, nichtepileptische Krampfanfälle, Sprechstörung, motorische Lähmung oder Schwäche – als ein Störungsbild mit zwölf Subtypen dargestellt. Darin enthalten sind die in der ICD-10 getrennt aufgeführten Kategorien »Dissoziative Bewegungsstörungen« und »Dissoziative Krampfanfälle«.
- Die Diagnosekategorie der »Dissoziativen Amnesie« bleibt in der ICD-11 erhalten, jedoch wird sie danach unterteilt, ob eine dissoziative Fugue vorhanden ist oder nicht. Bei der dissoziativen Amnesie ist die Erinnerung an persönlich bedeutsame Erfahrungen traumatischen oder stark konflikthaften Ursprungs beeinträchtigt oder erloschen. Sie geht immer über das Ausmaß normalen Vergessens hinaus. Eine Fugue ist eine für den Betroffenen ungewöhnliche zielgerichtete Reise oder andersartige Ortsveränderung, die über den Bewegungsradius des Alltags hinausgeht und für deren Dauer eine anschließende Amnesie besteht. Eine Fugue kann ebenso wie eine dissoziative Amnesie Teil der umfassenden Symptomatik einer vollständigen oder partiellen Dissoziativen Identitätsstörung sein.
- Die ICD-10-Diagnose der Besessenheitsstörung wird aufgeteilt in eine Trance-Störung und eine Besessenheit-Trance-Störung.

- Die ICD-11-Diagnose der »Dissoziativen Identitätsstörung« entspricht der Kategorie »Multiple Persönlichkeit« der ICD-10, wobei die neue Benennung weitaus mehr dem heutigen klinischen Sprachgebrauch entspricht und erheblich weniger zu Missverständnissen Anlass geben dürfte als die irreführende Bezeichnung in der ICD-10.
- Die Diagnose der Depersonalisations- und Derealisationsstörung, die in der ICD-10 als eigene Kategorie unter der Rubrik »andere neurotische Störungen« aufgeführt war, wurde in die Gruppe der dissoziativen Störungen aufgenommen.
- Neu ist die Einführung einer »Partiellen dissoziativen Identitätsstörung«. Die Unterschiede zur kompletten Dissoziativen Identitätsstörung sind gradueller Natur. In der Regel sind die Persönlichkeitsanteile nicht in gleicher Weise wie bei dieser durch amnestische Barrieren abgetrennt; auch besteht mehr Ko-Bewusstsein für die Persönlichkeitsanteile untereinander. Das Störungsbild war bisher unterschiedlich kodiert worden, beispielsweise mit dem Begriff der »Disorders of Extreme Stress Not Otherwise Specified« (DDNOS) der amerikanischen DSM-IV-Klassifikation (APA, 1996). In der ICD-10 war es nur in einer Restkategorie unter »Sonstige dissoziative Störungen« kodierbar.

Nicht in der ICD-11-Klassifikation der dissoziativen Störungen enthalten ist die klinisch als »peritraumatische Dissoziation« bezeichnete Form. Bei ihr handelt es sich um einen Zustand vorübergehender Funktionseinschränkung während oder unmittelbar nach der Einwirkung eines traumatischen Erlebnisses. Sie kann zusammen mit zahlreichen anderen, zum Teil ausgeprägten somatischen und psychischen Symptomen auftreten und klingt in der Regel wenige Tage später spontan ab.

Die akut auftretende dissoziative Symptomatik lässt sich als eine normalpsychologische Notfallreaktion verstehen, bei der integrative Funktionen in einem adaptiven Sinne eingeschränkt sind. Die veränderte Wahrnehmung schafft Distanz angesichts einer emotionalen Überflutung durch das Traumageschehen. Am häufigsten sind Symptome der Derealisation und Depersonalisation; es können jedoch auch vollständige oder partielle Amnesien bestehen; auch Fugue-Phänomene können auftreten. Das Bewusstsein kann verschwommen, das Raum- und Zeiterleben verändert sein. Typisch ist auch eine verminderte Schmerzwahrnehmung bei einer normalerweise mit Schmerzen einhergehenden physischen Gewalterfahrung. Die psychomotorische Reaktionsfähigkeit kann bis zum dissoziativen Stupor herabgesetzt sein. Betroffene Personen können handlungsunfähig sein, verwirrt am Unfallort umherirren oder vom Umfallort weglaufen – was nicht selten fälschlich als bewusste Fahrerflucht eingeordnet wird.

Insgesamt wird die ICD-11 den Anforderungen einer zeitgemäßen klinischen Diagnosepraxis weitaus besser gerecht als die bisher gültige ICD-10. Ungeachtet ihrer Vorzüge ist jedoch kritisch festzustellen, dass die bereits in den Systemen der ICD-10 und DSM-5 vollzogene systematische Abgrenzung der dissoziativen Störungen von der Posttraumatischen Belastungsstörung auch in der ICD-11 erhalten geblieben ist, obwohl sie durch die neuere Forschung nicht bestätigt wird. Da bei beiden Störungsbildern der Mechanismus der Dissoziation das entscheidende pathogenetische Agens ist, wäre es sinnvoller, beide Störungsbilder als Teil eines breiteren dissoziativen Spektrums anzusehen (van der Hart et al. 2008). Eine solche gemeinsame Betrachtung wäre auch konsistent mit neueren Forschungsergebnissen, die nahelegen, einen dissoziativen Subtyp der Posttraumatischen Belastungsstörung (PTBS) anzunehmen, der durch eine besondere Dominanz negativer dissoziativer Symptome charakterisiert ist (Lanius et al., 2010) und Eingang in die amerikanische DSM-5-Klassifikation gefunden hat. Patienten mit einer PTBS, die diesen Subtyp aufweisen, leiden mehr als andere Patienten mit dieser Diagnose unter schweren Formen der Depersonalisation und Derealisation und einer Neigung zu Untererregung und psychischer Betäubung.

Für eine gemeinsame Konzeptualisierung der Posttraumatischen Belastungsstörung und der dissoziativen Störungen spricht auch, dass dissoziative Symptome Teil der Kriterien der in der ICD-11 neu geschaffenen Kategorie der »Komplexen posttraumatischen Belastungsstörung« sind. Die Diagnosestellung dieses Störungsbildes erfordert (1) das Vorliegen der Symptome intrusives Wiedererleben, Vermeidung, Betäubung, Übererregung, (2) mindestens je ein Symptom aus den Bereichen der Selbstorganisation Affekt, negatives Selbstkonzept und interpersonelle Beziehungsgestaltung sowie (3) dass diese Symptomatik im Zusammenhang mit anhaltender oder wiederholter Exposition gegenüber multiplen Formen der Traumatisierung aufgetreten ist (Maercker et al., 2013; Reed et al., 2018). Das Kriterium einer »Tendenz zu längeren dissoziativen Zuständen unter Stress« ist als Teil der Störung der Selbstregulation im affektiven Bereich aufgeführt.

Die Diagnostik dissoziativer Symptome erfolgt mittels klinischer Exploration. Gezielte Fragen und auch Nachfragen sind zu empfehlen, da dissoziative Symptome von den Betroffenen oft nicht spontan berichtet und daher leicht übersehen werden. Die Gründe für die ausbleibende Mitteilung können vielfältig sein. Häufig werden die dissoziativen Symptome nicht als etwas Krankhaftes wahrgenommen, da die Betroffenen annehmen, dass es allen Menschen so geht wie ihnen. Nicht selten hindert Scham wegen einer fälschlich angenommenen Geisteskrankheit die Betroffenen daran, die Symptomatik mitzuteilen; manchmal haben sie aber auch den vorübergehenden Ausfall in der Kontinuität ihres Bewusstseins gar nicht bemerkt oder ihn auf einfaches »Vergessen« zurückgeführt (Gast et al., 2001).

Bei der Nutzung von *Fragebögen* zur Erfassung dissoziativer Symptome ist zu bedenken, dass diese lediglich als Screening-Instrumente dienen, nicht jedoch eine klinische Exploration ersetzen können (zum Beispiel der Fragebogen zu dissoziativen Symptomen (FDS); Freyberger et al., 1999). Eine genauere Diagnostik liefert das Interview für Dissoziative Störungen und traumabezogene Symptome (Boon & Mattheß, 2007).

Eine umfassende Diagnostik, die eine Therapieplanung erlaubt, sollte bestmögliche Klarheit zu folgenden Fragen schaffen:

- Der Therapeut wird sich zunächst einen Überblick verschaffen, ob eine *relevante dissoziative Symptomatik* vorliegt, die das Ausmaß einer dissoziativen Störung im Sinne der ICD-11 aufweist.
- Weiterhin ist zu klären, ob sich *andere Störungsbilder aus dem dissoziativen Spektrum* diagnostizieren lassen. Es ist nicht davon auszugehen, dass sich eine dissoziative Störung ausschließlich monosymptomatisch präsentiert; wahrscheinlicher ist es, dass auch andere dissoziative Symptome manifest sind. Selten wird ein dissoziativer pseudoepileptischer Anfall das einzige dissoziative Symptom sein; mit großer Wahrscheinlichkeit werden auch dissoziative Amne-

sien und andere dissoziative Symptome vorliegen, vor allem der Depersonalisation und Derealisation, die in eine Therapieplanung einzubeziehen sind. Als Hinweis auf eine strukturelle Dissoziation der Persönlichkeit kann es verwertet werden, wenn eine betroffene Person nicht weiß, wie sie an einen bestimmten Ort gekommen ist, oder Gegenstände vorfindet, deren Herkunft sie nicht kennt.

- Dann wird zu erfragen sein, in welchem Maße *komorbide Störungen* das klinische Bild prägen und ob diese oder die Symptome der dissoziativen Störung im Vordergrund stehen. In der Regel ist eine dissoziative Symptomatik in die breite Symptomatik komplexer Traumafolgestörungen eingebettet, die neben Symptomen einer PTBS auch Störungen der Selbstregulation und interpersonellen Regulation sowie somatoforme Symptome einschließt. Nicht selten finden sich Essstörungen oder Störungen mit Substanzabhängigkeit als komorbide Bedingungen einer dissoziativen Störung.
- Unabhängig vom Vorhandensein einer dissoziativen Störung im Sinne der ICD-11 sollte der Therapeut klären, ob eine *Störung der Persönlichkeitsorganisation* mit nicht integrierten Persönlichkeitsanteilen besteht, die die Wirkung dissoziativer Mechanismen vermuten lässt.
- Von großer Bedeutung für die Therapieplanung ist die Frage, inwieweit die *Alltagsfunktionalität* erhalten oder eingeschränkt ist, ebenso die Frage, ob die Alltagsfunktionalität nur aufgrund dissoziativer Mechanismen aufrechterhalten werden kann.
- Für die Therapieplanung ist weiterhin relevant, inwieweit zumindest partielle *Erinnerungen an traumatische Erfahrungen* vorliegen oder ob sich Hinweise finden, dass real vorgekommene Traumatisierungen ganz oder teilweise der Dissoziation unterliegen, sodass sie der Erinnerung nicht oder nur unvollständig zugänglich sind. In den meisten Fällen weisen Flashbacks, die nicht unbedingt die traumatische Erinnerung repräsentieren, auf stattgefundene Traumatisierungen hin, oder die fragmentarischen Erinnerungen sind auf die affektive oder somatische Komponente reduziert.
- Bei somatoformen Ausprägungen dissoziativer Symptomatiken oder bei pseudoepileptischen Anfällen ist es für den

therapeutischen Zugang bedeutsam, ob der Patient über ein *Psychogenese-Verständnis* verfügt und die Symptomentstehung mit psychogenen Einflüssen in Verbindung bringen kann oder ob er einem somatischen Krankheitsverständnis verhaftet ist und eine noch immer nicht erkannte körperliche Erkrankung als Ursache vermutet. Ist ein ausreichendes Psychogenese-Verständnis vorhanden, kann ein therapeutisches Vorgehen in Betracht gezogen werden, wie es im Folgenden dargestellt wird. Fehlt ein Verständnis für die psychogene Auslösung und Aufrechterhaltung der Beschwerden, empfiehlt sich eine supportive therapeutische Haltung, mit deren Hilfe die Patienten vor unnötiger Organdiagnostik bewahrt und geduldig einem Psychogenese-Verständnis nähergebracht werden.

Besondere Schwierigkeiten kann die Diagnose einer Dissoziativen Identitätsstörung bereiten. Nicht selten sind Kliniker damit konfrontiert, dass die Diagnose von anderer Stelle aus gestellt wurde, während sich das Störungsbild aktuell nicht präsentiert und die Diagnose nicht bestätigt werden kann. Tatsächlich zeigen die meisten Patienten das Vollbild nur über begrenzte Lebensperioden; nur eine Minderheit zeigt eine durchgängig floride Symptomatik; meist tritt sie nach belastenden Lebensereignissen auf. Offensichtliche und äußerlich gut erkennbare Wechsel der Persönlichkeitsanteile sind eher selten, weshalb es notwendig sein kann, auch subtile Veränderungen des Erscheinungsbilds, der Stimme und der Eigenarten einzelner sich präsentierender Persönlichkeitsanteile sorgfältig zu beobachten (Kluft, 2011). Allerdings kann die Abgrenzung von einer Persönlichkeitsstörung mit histrionischen Zügen schwierig sein. In der Regel sprechen besonders dramatisch bis theatralisch dargestellte Wechsel von Persönlichkeiten gegen das Vorliegen einer Dissoziativen Identitätsstörung und für einen histrionischen Modus der Verarbeitung (Boon & Draijer, 1993).

Auf der Basis der soeben beschriebenen Diagnostik sind die notwendigen therapeutischen Schritte einzuleiten. Die folgenden Ausführungen mögen dazu einige Hinweise geben.

Therapeutische Praxis

Therapiekonzept und Behandlungsplanung

Im folgenden Abschnitt soll ein störungsspezifisch modifiziertes psychodynamisches Behandlungskonzept zur Behandlung dissoziativer Störungen vorgestellt werden, das den umfangreichen Wissensschatz zur Psychodynamik psychischer Traumatisierungen nutzt, aber auch die Befunde moderner Neurowissenschaften zu Traumafolgestörungen und zu dissoziativen Störungen berücksichtigt. Es verbindet ein grundlegendes psychodynamisches Behandlungs- und Beziehungsverständnis mit der Bereitschaft zur Integration therapeutischer Elemente mit Herkunft aus anderen Therapieschulen.

Das dargestellte behandlungstechnische Vorgehen orientiert sich an den neueren, auf psychodynamischer Grundlage entwickelten integrativen Ansätzen zu dissoziativen Störungen (Gast, 2011; Gast & Wirtz, 2016; Huber, 2011; Kluft, 2011; Mattheß & Nijenhuis, 2013; Mattheß & Sack, 2010; Putnam, 2003; Reddemann et al., 2011; Sachsse, 2009; Sack et al., 2013; Wöller & Mattheß, 2018). In behandlungspraktischer Hinsicht folgt es den Grundlinien der therapeutischen Beziehungsgestaltung bei komplex traumatisierten Patienten (Wöller, 2013, 2014a, 2019); weiterhin nimmt es Bezug auf neuere psychodynamische Konzepte zur Multiplizität der Selbstzustände, wie oben dargestellt, und auf Konzeptionen, die auf der Basis der Theorie der Strukturellen Dissoziation der Persönlichkeit entwickelt wurden (Boon et al., 2013; González & Mosquera, 2012; Nijenhuis, 2018; Steele et al., 2017; van der Hart, 2008).

Nach wie vor stoßen die Versuche, die Wirksamkeit spezifischer Therapieansätze zur Behandlung schwerer dissoziativer Störungen auf der Basis evidenzbasierter Standards nachzuweisen, auf unüberwindliche Schwierigkeiten, die mit Eigentümlichkeiten der Störungsbilder und der Beziehungsdynamik der Betroffenen zusammenhängen; von daher wird der systematische Einbezug von Expertenwissen noch über längere Zeit unverzichtbar bleiben, um Behandlungen auf eine rationale Grundlage zu stellen (Brand et al., 2012). Ein Bemühen um Konsensbildung, in das übereinstimmende therapeutische Erfahrungen aus unterschiedlichen therapeutischen Verfahren eingeflossen sind, hat sich zum Beispiel in der Erarbeitung des Konsensusmodells zur Behandlung komplexer Traumafolgestörungen (Cloitre et al., 2011; Reddemann, 2017; Reddemann & Wöller, 2017) und in der Entwicklung der Leitlinie der International Society for the Study of Trauma and Dissociation zur Behandlung der Dissoziativen Identitätsstörung (Gast, 2011; Gast & Wirtz, 2016) niedergeschlagen.

Mit den auf der Basis dieser Konsensbildung zusammengeführten therapeutischen Erfahrungen – bei denen zentrale Elemente eines psychodynamischen Beziehungsverständnisses in bemerkenswerter Weise verfahrensübergreifend konsensfähig geworden sind – ist das im Folgenden dargestellte therapeutische Vorgehen gut vereinbar.

Das Konzept wendet sich vor allem an Patienten mit dissoziativen Störungen, die – als Ausdruck einer komplexen Traumafolgestörung – mit einer Fragmentierung der Persönlichkeit einhergehen. Die Fragmentierung der Persönlichkeit kann höchst unterschiedliche – leichtere bis sehr schwere – Ausprägungsgrade annehmen. Dabei können – wie bei einer Komplexen posttraumatischen Belastungsstörung nach den Kriterien der ICD-11 – begrenzte Einbrüche nicht integrierter traumatischer Erinnerungsfragmente und unkontrollierbare emotionale Einbrüche bei sonst guten Alltagsfunktionen den einen Pol des Spektrums bilden. Am anderen Ende des Spektrums ist die hochgradige Aufspaltung der Persönlichkeit der partiellen oder kompletten Dissoziativen Identitätsstörung angesiedelt, bei der aufgrund ausgedehnter Amnesien jegliche Kontinuität des Erlebens fehlt und wechselnde Persönlichkeitsanteile in verwirrender Weise den Alltag bestimmen.

Darüber hinaus kann das Konzept auch unter den folgenden Bedingungen nützlich sein:

- *Defokussierung der Aufmerksamkeit und Absorption:* Auch wenn das Konzept primär für solche dissoziative Störungen gedacht ist, bei denen eine Fragmentierung der Persönlichkeit – in geringerem oder stärkerem Ausmaß – vorliegt, können einige der folgenden Ausführungen, namentlich diejenigen zum Dissoziationsstopp und zum Umgang mit dissoziativen Symptomen im Alltag, auch für Betroffene nützlich sein, bei denen Phänomene der Defokussierung der Aufmerksamkeit und Absorption, jedoch keine Hinweise auf eine Fragmentierung der Persönlichkeit vorliegen.
- *Dissoziative Symptome als Begleitsymptome:* In ähnlicher Weise können einige der im Folgenden gegebenen Hinweise auch für Patienten von Nutzen sein, bei denen dissoziative Symptome als Begleitsymptome bei anderen Störungsbildern – etwa bei einer Komplexen posttraumatischen Belastungsstörung nach ICD-11 oder einer Persönlichkeitsstörung mit Borderlinemuster – aufgetreten sind, auch wenn die Kriterien einer komorbiden dissoziativen Störung nicht erfüllt sind. Bei Letzteren wird sich das therapeutische Vorgehen vor allem nach dem im Vordergrund stehenden Störungsbild richten.
- *Dissoziative Mechanismen bei Fragmentierung der Persönlichkeit:* In anderer Hinsicht kann ein Teil der Ausführungen, vor allem derjenigen zur Arbeit mit wechselnden Selbstzuständen und Persönlichkeitsanteilen, auch bei Störungsbildern von Interesse sein, bei denen dissoziative Mechanismen zu einer Fragmentierung der Persönlichkeit geführt haben, ohne dass eine dissoziative Störung im Sinne der ICD vorliegt. Dazu gehört ein Teil der Essstörungen und Abhängigkeitserkrankungen, ferner zählen Artefakterkrankungen und verschiedene Persönlichkeitsstörungen dazu, insbesondere solche mit einem Borderlinemuster (Wöller, 2014a). Bei dem zuletzt genannten Störungsbild stellen sie eine mögliche Alternative zu bisherigen psychodynamischen Therapieformen wie der Übertragungsfokussierten Psychotherapie der Borderlinestörung (Clarkin et al., 2008) oder der Mentalisierungsbasierten Therapie (Bateman & Fonagy, 2008) dar.

Unter den folgenden Bedingungen wird das Konzept eher *nicht* in Betracht kommen:

- *Peritraumatische Dissoziation:* Dissoziative Symptome, die während oder unmittelbar nach einer akuten Traumaeinwirkung auftreten und im klinischen Sprachgebrauch als »peritraumatische Dissoziation« bezeichnet werden, bedürfen in der Regel keiner spezifischen Therapie, da sie zumeist nach wenigen Tagen spontan abklingen. Notwendig sind ein beruhigendes und schützendes Umfeld und allgemeine menschliche Zuwendung; vor allem aber ist ein ausreichender Schutz vor weiterer Stressbelastung und Traumatisierung erforderlich. Bei ausgeprägter Symptombildung kann neben einer medikamentösen Unterstützung auch eine traumatherapeutische Frühintervention mit EMDR in Betracht gezogen werden.

  Darüber hinaus sollte eine sorgfältige Verlaufsbeobachtung erfolgen, um die Ausbildung einer behandlungsbedürftigen Posttraumatischen Belastungsstörung nicht zu übersehen. Auch empfiehlt sich eine sorgfältige Exploration, um eine bisher unauffällig verlaufene dissoziativen Störung, die nicht selten erst nach einem Akutereignis manifest wird, erfassen oder ausschließen zu können.
- *»Einfache« Posttraumatische Belastungsstörung:* Gelegentlich können dissoziative Symptome auch im Vordergrund der Symptomatik einer »einfachen« Posttraumatischen Belastungsstörung stehen (Lanius et al., 2010). In der DSM-5 (APA, 2015) besteht für diese Sonderform der PTBS die Möglichkeit, einen »dissoziativen Subtyp der PTBS« zu kodieren. In diesem Falle sollte zügig eine an den aktuellen Leitlinien orientierte Behandlung der Störung erfolgen (AWMF online, 2019; Schäfer et al., 2020).
- *»Neurotische« Persönlichkeitsorganisation:* Wenn die unter der Kategorie »Dissoziative neurologische Symptome« aufgeführten dissoziativen Störungen, die im klassischen psychoanalytischen Sprachgebrauch auch als »Konversionsstörungen« bezeichnet werden – psychogene Sehstörung, nichtepileptische Krampfanfälle, Sprechstörung, motorische Lähmung oder Schwäche –, auf dem Boden einer »neurotischen« Persönlichkeitsorganisation auf höherem Strukturniveau vorkommen und Ausdruck einer unbewussten

Konfliktdynamik sind, kann, vor allem wenn keine nennenswerten Einschränkungen von Ich-Funktionen vorliegen, ein »klassisches« konfliktorientiertes psychodynamisches oder psychoanalytisches Vorgehen dem hier vorgestellten vorzuziehen sein (Kössler & Scheidt, 1997).

Ein Beispiel dafür ist die Konversionssymptomatik einer an psychogenem Schwindel erkrankten Patientin, die jede Konfliktproblematik leugnet und lediglich das unerklärliche körperliche Symptom beklagt. Eine solche Konstellation schließt nicht aus, dass auch traumatische Aspekte einen Anteil an der Konfliktproblematik haben; doch wird in diesem Fall nicht die Arbeit an Ich-Funktionen, sondern die klärende, konfrontierende und deutende Bewusstmachung der unbewussten Konfliktdynamik im Vordergrund stehen. Es ist jedoch zu bedenken, dass die genannten dissoziativen neurologischen Symptome sehr wohl auch im Rahmen einer Komplexen posttraumatischen Belastungsstörung nach ICD-11 oder im Rahmen einer partiellen oder kompletten Dissoziativen Identitätsstörung zusammen mit anderen dissoziativen Symptomen und deutlichen Ich-Funktionsstörungen vorkommen können – wobei sich wiederum das hier vorgestellte Vorgehen empfehlen würde.

- *Fehlende Krankheitseinsicht:* Schließlich treffen wir nicht selten Patienten an, bei denen eine dissoziative neurologische Symptomatik auf eine unbewusste Konfliktproblematik – nicht selten vor dem Hintergrund traumatischer Erfahrungen –, hindeutet, ein Verständnis für die psychogene Verursachung der Beschwerden jedoch fehlt. Bei diesen Patienten, die einer somatischen Krankheitstheorie folgen und mögliche psychogene Einflüsse aus Abwehrgründen ausschließen, wird ein primär symptomorientiertes Vorgehen vorzuziehen sein, das vorsichtig zu einem Psychogeneseverständnis hinleitet.

Sicherheit, Kontrolle und das therapeutische Arbeitsbündnis

Entsprechend dem Prinzip des maximalen Kontrasts zur traumatischen Situation (Reddemann & Wöller, 2017; Wöller, 2013) sollten wegen des anhaltenden Bedrohungsgefühls, dem Patienten mit Traumafolgestörungen ausgesetzt sind, Aspekte von Sicherheit und Kontrolle im Zentrum der therapeutischen Beziehungsgestaltung stehen. Neben der Sorge um die äußere, soziale und körperliche Unversehrtheit, die auch den Schutz vor Suizidalität und Selbstschädigung einschließt, geht es um die Vermittlung eines Sicherheitsgefühls in der therapeutischen Beziehung. Die Therapeutin soll – gemeinsam mit den »reifen« oder »erwachsenen« Seiten der Patientin – daran arbeiten, dass die Patientin, die Therapeutin und die Therapie vor nicht integrierten destruktiven Persönlichkeitsanteilen der Patientin geschützt werden.

Ebenso zentral wie das Sicherheitsgefühl ist das *Gefühl der Kontrolle*. Die Patientin muss zu jedem Zeitpunkt der Therapie das Gefühl der Kontrolle über den therapeutischen Prozess haben; keinesfalls darf sie sich einem unüberschaubaren Geschehen ausgeliefert fühlen. Wird dies nicht beachtet, muss damit gerechnet werden, dass nicht integrierte destruktive Anteile der Persönlichkeit die Kontrolle auf ihre Weise übernehmen. An dieser Stelle sollte die Therapeutin sich daran erinnern, dass nahe Beziehungen – und namentlich die therapeutische Beziehung – für komplex traumatisierte Patienten, vor allem aber für einzelne Persönlichkeitsanteile, höchst bedrohlich sein können. Sie ist gut beraten, davon auszugehen, dass die therapeutische Beziehung für die Patientin als nicht sicher erlebt wird. Selbst wenn die Patientin sich mit ihrem »anscheinend normalen Persönlichkeitsanteil« in der therapeutischen Situation sicher fühlt, bedeutet dies nicht, dass sich auch alle »emotionalen Persönlichkeitsanteile« sicher fühlen.

Der *Interventionsstil* der Therapeutin ist, ähnlich wie bei ichstrukturell gestörten Patienten, deutlich aktiver als in der psychodynamischen Behandlung von Personen mit Konfliktpathologien. Längere Schweigepausen sollten auf alle Fälle vermieden werden, da sie das Angstniveau in der therapeutischen Situation erhöhen und kontraproduktive negative, vor allem paranoide Übertragungen fördern können. Gleichwohl kann es gelegentlich notwendig sein, einer Patientin die Zeit zu lassen, die sie benötigt, um einen Konsens im System ihrer Persönlichkeitsanteile zu schaffen.

Das *Setting* der Therapie sollte wegen der Notwendigkeit, jederzeit die Orientierung der Patientin im Hier und Jetzt abzusichern, so gewählt werden, dass ein Blickkontakt zwischen

Patientin und Therapeutin möglich ist. Daraus ergibt sich die Forderung, die Behandlung im Sitzen durchzuführen; eine Behandlung schwer dissoziativer Patienten mit dem analytischen Standardverfahren im Liegen muss aus diesem Grunde als kontraindiziert gelten.

Die für psychodynamische Therapien grundlegenden – einsichtsfördernden und strukturstärkenden – behandlungstechnischen *Interventionen* (Wöller & Kruse, 2018) sind im Grundsatz auch im Rahmen des hier vorgestellten Ansatzes anwendbar. Allerdings wurde das Spektrum um hypnotherapeutische, lösungsorientierte und ressourcenaktivierende Interventionen erweitert. Neben klarifizierenden und vorsichtig konfrontierenden Interventionen können auch *Deutungen* ihren Platz haben, um unter Beachtung der Toleranzgrenzen der Patientin Unbewusstes bewusst zu machen (Kluft, 2011). Allerdings können zu früh oder zur Unzeit gegebene Deutungen oder solche, die vorschnell auf die Auflösung dissoziativer Barrieren oder die Abgrenzung der verschiedenen Persönlichkeitsanteile gerichtet sind, bestenfalls wirkungslos bleiben oder im ungünstigeren Falle dazu führen, dass Persönlichkeitsanteile, die die neue Erkenntnis nicht ertragen können oder ihre Offenbarung für »verboten« halten, »Strafmaßnahmen« durch Selbstschädigung oder Suizidalität veranlassen.

Die Herstellung eines *therapeutischen Arbeitsbündnisses* kann eine große Herausforderung darstellen, weil davon auszugehen ist, dass einzelne Persönlichkeitsanteile erst für die Mitarbeit bei einem Arbeitsbündnis gewonnen werden müssen. Umso wichtiger ist es, an die Möglichkeit zu denken, dass Brüche in der therapeutischen Beziehung nichts Ungewöhnliches sind und Reparaturen der Rupturen eine große Chance für eine Stärkung des Arbeitsbündnisses darstellen können (Wöller, 2016b). Wann immer möglich, sollte die Therapeutin ihre Aufmerksamkeit nicht nur auf einzelne, sondern auf das gesamte System der Persönlichkeitsanteile richten, selbst wenn sie noch nicht alle Persönlichkeitsanteile kennt.

Je ausgeprägter die *strukturelle Dissoziation der Persönlichkeit* ist, das heißt, je stärker die Persönlichkeit in nicht integrierte Persönlichkeitsanteile aufgespalten ist, desto mehr sollte die Therapeutin auf Besonderheiten bei der Gestaltung der therapeutischen Arbeitsbeziehung achten. Diese Besonderheiten ergeben sich aus dem höchst unterschiedlichen Erleben der einzelnen Persönlichkeitsanteile – die sich teilweise noch als eigenständige »Personen« verstehen – bezüglich der therapeutischen Beziehung: Was für einen Teil der Persönlichkeit wahr ist, kann für einen andern Teil falsch sein. Daher sollte sich die Therapeutin bei der Behandlung einer Patientin mit einer ausgeprägten dissoziativen Störung stets darüber im Klaren sein, dass ein aktuell sich präsentierender Persönlichkeitsanteil nur *ein* Teil eines Systems ist, während weitere Persönlichkeitsanteile in der Latenz das therapeutische Geschehen aus anderen Perspektiven mitverfolgen können. So gut wie immer wird es einen Persönlichkeitsanteil geben, der aufgrund einer andersartigen Perspektive eine Position vertritt, die von dem, was von dem aktuell präsenten Persönlichkeitsanteil für zutreffend gehalten wird, abweicht oder mit ihm im Widerspruch steht.

Für die therapeutische Haltung der Therapeutin ist es entscheidend, dass sie es mit *einer* Patientin zu tun hat. Dies impliziert, dass alle Persönlichkeitsanteile gleich bedeutsam sind – auch dann, wenn sich unter ihnen ein Persönlichkeitsanteil befindet, der sich den Zielen der Therapie entgegenstellen oder diese sabotieren will; gerade er verdient die Beachtung und den aktiven Einbezug in das therapeutische Arbeitsbündnis. Weil jeder Persönlichkeitsanteil eine Funktion erfüllt oder ein bestimmtes Anliegen repräsentiert, verbietet es sich, einen Persönlichkeitsanteil aus dem therapeutischen Prozess auszuschließen, weil er als feindselig oder sperrig erlebt wird, oder einen anderen zu bevorzugen, weil er der Therapie gegenüber positiv eingestellt ist und es leichter ist, mit ihm umzugehen.

Alle Interventionen verfolgen das – oftmals langfristige – Ziel einer Integration der abgespaltenen Persönlichkeitsanteile in eine ganzheitliche Persönlichkeit oder zumindest die Förderung ihrer Kooperation miteinander. Nie dürfen sie zur Fixierung des Getrenntseins beitragen oder gar dazu führen, dass während der Therapie neue Anteile erzeugt werden. Allerdings muss die Therapeutin in der Behandlung von Patienten mit einer strukturellen Dissoziation der Persönlichkeit ein Verständnis für die Schutzfunktion des Getrenntseins angesichts überflutender Affekte und bedrohter Bindungsbedürfnisse entwickeln, um eine Integration fördern zu können.

Ein solches Vorgehen ist durchaus mit dem in der Therapie von neurotisch strukturierten Patienten vergleichbar, bei denen das Verständnis der Schutzfunktion von Abwehrphänomenen die Voraussetzung für ihre Überwindung ist. Es gilt, den Sinn der dissoziativen Barrieren zu verstehen, der darin besteht, die Alltagspersönlichkeit vor einer Überschwemmung durch traumatische Affekte und vor der Konfrontation mit unlösbaren existenziellen Konflikten zu schützen. Die Therapeutin sollte einer Patientin mit einer Dissoziativen Identitätsstörung, die ihre nicht integrierten Persönlichkeitsanteile als getrennte »Persönlichkeiten« wahrnimmt, signalisieren, dass sie ihr subjektives Erleben anerkennt und dennoch von *einer* Person ausgeht, die, um es sehr konkret auszudrücken, nur mit »einem Mund« und »einer Nase« ausgestattet ist.

Richard P. Kluft (2011) spricht von einer »erweiterten Assoziationsregel« und bringt damit zum Ausdruck, dass nicht nur der derzeit im direkten Therapeutenkontakt befindliche, den Alltagskontakt bestimmende Persönlichkeitsanteil gehalten ist, seine Gedanken und Erfahrungen zu kommunizieren, sondern dass sich dazu auch alle anderen Persönlichkeitsanteile eingeladen fühlen dürfen, um auch die nur ihnen zugänglichen abgespaltenen und verleugneten Inhalte der Therapie zugänglich zu machen. Die Therapeutin macht deutlich, dass Beiträge aller Anteile willkommen sind und dass auch die Meinungen derer zählen, die »hinter den Kulissen« aktiv sind. Wenn diese ihre Meinung nicht direkt kommunizieren können, sollen sie sich aufgefordert fühlen, sie an den Anteil weiterzugeben, der das höchste Funktionsniveau aufweist; dieser soll sie dann dem Therapeuten kommunizieren. Auf diese Weise können die integrativen Funktionen der Patientin am besten im Sinne der Therapie genutzt werden; auch können sich so Persönlichkeitsanteile, die die therapeutische Beziehung bisher als ängstigend und bedrohlich erlebt haben, verstanden fühlen. Sie werden sich möglicherweise beruhigen, wenn sie erfahren, wie wichtig es für die Patientin – oder das Gesamtsystem der Patientin – ist, die Kontrolle über das Geschehen zu behalten.

Die Therapeutin muss stets damit rechnen, dass der »Furor« bezüglich des Aufdeckens auch von einzelnen Persönlichkeitsanteilen ausgehen kann, die Inhalte offenbaren wollen, deren Mitteilung andere Persönlichkeitsanteile für verboten oder gefährlich halten. In diesem Falle besteht die Aufgabe der Therapeutin darin, die Patientin anzuhalten, vor dem Aufdecken sensibler Inhalte das Einverständnis möglichst aller Persönlichkeitsanteile einzuholen.

Allgemein gilt, dass die Therapeutin bei allem, was sie sagt und tut, das Gesamtsystem der Patientin im Blick haben sollte. Sie sollte Interventionen so formulieren, dass sie von allen Persönlichkeitsanteilen verstanden werden, vergleichbar einer Intervention in der Gruppentherapie, bei der alle Gruppenmitglieder angesprochen werden. Dies gilt auch für Informationen im Rahmen der Psychoedukation, die so gegeben werden sollten, dass sie im System der Patientin nicht zu kontraproduktiven Konflikten führen und keine destruktiven Reaktionen auslösen.

Psychoedukation

Dem Grundbedürfnis nach Orientierung und Kontrolle sollte in besonderem Maße durch die Vermittlung von störungsbezogenem Wissen Rechnung getragen werden. Dissoziative Symptome können sehr verunsichernd wirken; als psychotische Symptombildung verkannt, können sie das Gefühl erzeugen, geisteskrank geworden zu sein. Auch auf Angehörige von Patienten wirken dissoziative Symptome oft ängstigend und verunsichernd.

Eine Erläuterung, dass dissoziative Symptome unter traumatischen Bedingungen überlebensnotwendige Schutzmechanismen gegen eine emotionale Überlastung waren und in vielen Fällen die Bindungsbeziehung zu den nächsten Bezugspersonen geschützt haben, in der Gegenwart aber Symptomcharakter angenommen haben, kann entlasten und entpathologisierend wirken. Es lohnt sich immer, das Auftreten dissoziativer Symptome biografisch einzuordnen, um deutlich zu machen, wie überlebensnotwendig sie unter den seinerzeit gegebenen Umständen waren. Auf diese Weise können Dissoziationen als eine adaptive Reaktion auf intensive Emotionen und psychische Belastungen verstanden werden, die für sich genommen nicht pathologisch sein müssen. Sie sollten, so belastend sie auch sein mögen, als seinerzeit bestmögliche, wenngleich aus heutiger Sicht unzulängliche Lösungsstrategien gewürdigt werden, an deren Stelle mithilfe der Therapie zielführendere Strategien treten sollen. Erst durch den übermäßigen Gebrauch und den automatisierten Einsatz entstehen Probleme bei der Orientierung in der Realität.

Wenn Patienten eine zügige therapeutische Konfrontation mit traumatischen Erinnerungen einfordern, ist es besonders wichtig, auf den Vorrang der Emotions- und Dissoziationskontrolle hinzuweisen und die Bedeutung der Veränderung handlungsrelevanter Prozeduren in der Gegenwart zu betonen. Nützlich kann auch der Hinweis auf das optimale Stresstoleranzfenster sein, demzufolge ein mittleres Anspannungsniveau die besten Voraussetzungen für eine erfolgreiche therapeutische Arbeit bietet. Wichtig ist, dass die Patienten verstehen, dass Veränderung nur in der Gegenwart möglich ist; eine Rekonstruktion von Traumatisierungen ersetzt nicht das konsequente Einüben von angemessenen selbstfürsorglichen Verhaltensweisen (Mattheß & Sack, 2010).

Selbstschädigung und Suizidalität

Dissoziative Störungen sind immer auch Störungen von Grenzen; insofern muss auf alle Formen von Grenzüberschreitungen besonders geachtet werden. Nur dann kann ein therapeutisches Beziehungsangebot Sicherheit und Halt vermitteln. Hierzu gehört vor allem eine Begrenzung selbstschädigender und gelegentlich auch fremdschädigender sowie suizidaler Verhaltensweisen. So erhellend ein Verständnis der Funktion selbstschädigender oder anderweitig schädigender Verhaltensmuster auch sein mag, so notwendig ist es, klar festzulegen, unter welchen Bedingungen die Therapie stattfinden kann und welche Verhaltensweisen die Aufnahme oder Fortsetzung der Therapie ausschließen.

Besondere Bedeutung kommt dabei der *Selbstverletzung* durch Zufügen von oberflächlichen oder tiefen Schnittwunden zu. Selbstschädigendes Verhalten kann sich zudem in Substanz- und Medikamentenmissbrauch, risikoreichem Verhalten, durch Essstörungen und nicht zuletzt durch das Eingehen ausbeuterischer Beziehungen manifestieren.

Ein psychodynamisches Verständnis des selbstverletzenden Verhaltens wird die folgenden Aspekte berücksichtigen (Wöller, 2013):

- In den meisten Fällen hat das selbstverletzende Verhalten ebenso wie andere selbstschädigende Verhaltensweisen die Funktion, *vor intrusivem Material und unerträglichen traumabezogenen Affekten zu schützen*. Selbstverletzungen können zur Abwehr überwältigender Affekte – oft auch der Scham – eingesetzt werden.
- Eine Selbstverletzung kann auch als *»Antidissoziativum«* eingesetzt werden, um quälende Zustände der Depersonalisierung zu beenden. Nicht selten berichten Patienten, dass sie sich selbst wieder spüren konnten, nachdem sie sich verletzt hatten. Das Gefühl, »wie tot« zu sein, kann durch die mit dem Schneiden bewirkte endogene Endorphin-Ausschüttung in ähnlicher Weise gemindert werden wie durch Hungern oder exzessiven Sport. In diesen Fällen sollte die Arbeit an der Emotionsregulierung im Vordergrund stehen, ebenso die Verbesserung der Kontrolle über dissoziative Zustände. Auch massive Schuld- oder Schamgefühle können zu Selbstverletzungsimpulsen und/oder latenter Suizidalität führen.
- Je ausgeprägter die strukturelle Dissoziation der Persönlichkeit ist, desto stärker ist damit zu rechnen, dass abgespaltene Persönlichkeitsanteile mit selbstschädigenden Handlungen eine unter traumatischen Lebensumständen adaptive, unter gegenwärtigen Bedingungen jedoch *dysfunktionale Schutzfunktion* auszuüben versuchen. Indem ein schädigender Persönlichkeitsanteil in seiner Funktion als Repräsentant oder »Sprachrohr« einer früher schädigenden Bindungsfigur, in deren Sinne er warnt oder bestraft, erkannt wird, kann auch die einstmals adaptive Funktion verstanden werden, die darin bestand, Schlimmeres zu verhüten.
- Weniger häufig als zumeist angenommen liegt dem selbstverletzenden Verhalten der *Beziehungswunsch, »gesehen« zu werden*, zugrunde. In manchen Fällen tritt selbstschädigendes Verhalten auch in den Dienst der narzisstischen Regulation oder es lässt sich als Reinszenierung einer traumatischen Beziehungserfahrung verstehen.
- Nicht selten sind weitere *dynamische Hintergründe* selbstschädigenden Verhaltens zu eruieren. Eine Patientin von Bethany L. Brand (2001) konnte ihren Therapeuten

nur dann als fürsorglich erleben, wenn er wütend war. So hatte sie es auch bei ihrem Vater empfunden, wenn er mit ihr schimpfte und sie missbrauchte. Die Durcharbeitung der Vermischung von Fürsorge und Gewalt besserte ihr selbstverletzendes Verhalten.

Für den therapeutischen Umgang mit selbstverletzendem Verhalten macht es einen großen Unterschied, ob eine Patientin sich oberflächlich ritzt oder ob tiefe Schnittverletzungen eine chirurgische Behandlung notwendig machen. So wird man oberflächliches Ritzen als Hinweis verstehen, dass es weiterer Anstrengungen bedarf, um eine Verbesserung der Emotionsregulierung zu erreichen. Wenn Patienten dazu neigen, sich tief zu schneiden, empfiehlt sich eine Behandlungsvereinbarung, die sie verpflichtet, therapeutische – gegebenenfalls auch notfalltherapeutische – Hilfe aufzusuchen, statt dem Impuls zum tiefen Schneiden stattzugeben – und darauf zu bestehen, dass die Vereinbarung eingehalten wird. Um dem Wirken destruktiver Persönlichkeitsanteile Einhalt zu gebieten, hat sich eine klar begrenzende Haltung als vorteilhafter erwiesen als ein allzu nachgiebiges Verhalten aufseiten der Therapeutin. Der Patientin kann erklärt werden, dass tiefes Schneiden eine gewaltsame Handlung darstellt, die mit den Sicherheitsvereinbarungen in einer Psychotherapie nicht vereinbar ist. Vor die Wahl zwischen »Gewalt« und »Therapie« gestellt, werden die Patienten sich in aller Regel für die Therapie und gegen die Gewalt entscheiden. Zum weiteren Umgang mit destruktiven Persönlichkeitsanteilen sei auf das Kapitel zur Arbeit mit destruktiven Persönlichkeitsanteilen im Folgenden verwiesen.

Suizidgedanken kommen bei Patienten mit schweren dissoziativen Störungen häufig vor. Als chronische Suizidgedanken, die nicht mit konkreten Suizidimpulsen verbunden sein müssen, gewähren sie nicht wenigen Patienten die tröstende Vorstellung eines letzten Auswegs, falls die aktuelle Realität zu unerträglich für sie werden sollte. Konkrete Suizidimpulse können besonders dann auftreten, wenn durch traumaassoziierte Reize der Gegenwart Gefühle von Ohnmacht und Ausweglosigkeit wachgerufen werden, die in traumatischen Situationen der Vergangenheit aufgetreten waren; sie erfordern reorientierende Maßnahmen und eine Unterstützung bei der Differenzierung der Vergangenheits-

und Gegenwartsanteile des aktuellen Erlebens. Bei Patienten mit stärkerer Dissoziation der Persönlichkeit muss damit gerechnet werden, dass Suizidimpulse von einzelnen destruktiven Persönlichkeitsanteilen ausgehen können, die in anachronistischer Weise glauben, die Patientin durch eine Suizidhandlung bestrafen oder vor vermeintlich Schlimmerem bewahren zu müssen. In jedem Falle ist es notwendig, beim vorhandenen Suizidgedanken abzuklären, ob in letzter Zeit auch konkrete Suizidimpulse aufgetreten sind und, sofern eine hinreichende Absprachefähigkeit gegeben ist, ob entsprechende Vereinbarungen zu treffen sind oder gegebenenfalls eine Klinikeinweisung vorzunehmen ist.

»Verträge« für den Umgang mit selbstschädigendem und suizidalem Verhalten abzuschließen kann hilfreich sein, um die Verantwortlichkeit der Patienten als Mitwirkende bei einem therapeutischen Arbeitsbündnis zu stärken. Zudem fühlen sich Patienten oft an das gegebene Wort gebunden. Die Therapeutin sollte sich jedoch darüber im Klaren sein, dass es gefährlich wäre, allein auf Verträge zu vertrauen. Ein Vertrag kann nie besser sein als die therapeutische Beziehung, in deren Rahmen er abgeschlossen wurde, und sie niemals ersetzen. Es bleibt dabei eine Frage des persönlichen Stils und der Erfahrung des Therapeuten, ob Verträge schriftlich verfasst oder mündlich vereinbart werden; das Entscheidende ist die Qualität der therapeutischen Arbeitsbeziehung.

Es kann den Patienten sehr helfen, sich an den Vertrag oder die mündliche Vereinbarung zu halten, wenn mit ihnen ein konkreter Notfallplan dazu entwickelt wird, wie sie ihre unerträglichen Emotionen bewältigen können, die zu Selbstschädigungen oder suizidalen Impulsen führen. Hier können schriftliche Aufzeichnungen sehr nützlich sein: Neben Telefonnummern möglicher Ansprechpartner und konkreten Maßnahmen zur Dissoziations- und Flashbackkontrolle könnte der Notfallplan auch eine Liste möglicher Gründe enthalten, warum es sinnvoll sein kann, zu leben und/oder auf Selbstschädigung zu verzichten.

Übertragungen

Die Aufspaltung der Persönlichkeitsorganisation bringt es mit sich, dass die einzelnen Persönlichkeitsanteile in Abhängigkeit von ihren jeweiligen Beziehungserfahrungen je eigene Übertragungsmuster ausbilden. Auch wenn die Patientin mit ihrem »anscheinend normalen Persönlichkeitsanteil« ernsthaft an der Therapie interessiert und zur gemeinsamen Arbeit mit dem Therapeuten bereit ist und ihm im Wesentlichen eine vertrauensvolle Beziehung entgegenbringt, können die unterschiedlichen »emotionalen Persönlichkeitsanteile« der Patientin andersartige Wünsche, Ängste, Erwartungen und Fantasien ihm gegenüber zum Ausdruck bringen. So kann ein emotionaler Persönlichkeitsanteil aufgrund seiner früheren Beziehungserfahrungen dem Therapeuten misstrauisch begegnen und sich vor ihm schützen wollen, ein anderer kann sich von ihm Rettung aus Not und Einsamkeit erhoffen und wieder ein anderer ohnmächtig wütend auf ihn reagieren. Dabei können die Wünsche, Ängste, Erwartungen und Fantasien der einzelnen emotionalen Persönlichkeitsanteile ein in sich konsistentes und vor dem jeweiligen Erfahrungshintergrund nachvollziehbares Übertragungsmuster erzeugen; in ihrer Gesamtheit vermitteln sie gleichwohl ein widersprüchliches Übertragungsgebot. Dieses wird noch dadurch kompliziert, dass einzelne Übertragungsdispositionen im Laufe der Therapie – und oft auch im Verlauf einer einzelnen therapeutischen Sitzung – mitunter abrupt von einem Muster zu einem anderen wechseln können.

Grundsätzlich können sich Übertragungen nicht nur auf die Person des Therapeuten, sondern im Sinne von Außenübertragungen auch auf andere Personen aus dem Umfeld der Patientin richten. Immer wieder kommen, ausgelöst durch Ähnlichkeiten in bestimmten Merkmalen dieser Personen, Täterübertragungen auf andere Menschen in der Umgebung der Patientin vor, wo sie gravierende interpersonelle Probleme erzeugen.

Die folgenden Aspekte erscheinen im Hinblick auf Übertragungsphänomene bei komplex traumatisierten Patienten mit dissoziativen Störungen beachtenswert (Davies & Frawley, 1994; Wöller, 2013):

- *»Täter-Übertragung«:* Eine als »Täter-Übertragung« bezeichnete negative Übertragung beinhaltet, dass ein Anteil der Patientin – bewusst oder vorbewusst – davon überzeugt ist, dass sie in der Therapie wieder ausgebeutet, alleingelassen, weggeschickt oder geschädigt wird. Ist die Übertragung einer zwar nicht direkt am Missbrauch beteiligten Bezugsperson, die jedoch weggeschaut oder ihn gar verleugnet hat, aktiv, wird ein anderer Teil der Patientin davon überzeugt sein, dass sie von der Therapeutin keine Hilfe zu erwarten hat, wenn sie in Not gerät.

Während einige Persönlichkeitsanteile ihre Feindseligkeit offen zeigen, stellen sich die negativen Übertragungen bei anderen Anteilen subtiler und verdeckter dar. Nicht selten kommt die negative Übertragung von Anteilen, die frühere Unterwerfungs- und Ohnmachtserfahrungen repräsentieren, in einem übermäßig unterwürfigen Verhalten gegenüber der Therapeutin zum Ausdruck. Typischerweise wird eine extrem unterwürfige Übertragung beschrieben; in diesen Fällen hatte meist eine missbrauchende Bezugsperson von der Patientin wiederholt verlangt, dass sie sie lobe oder ihr sage, wie sehr sie sie liebe. Mitunter ist es für die Therapeutin einfacher, mit offen geäußerten feindseligen Gefühlen bestimmter Persönlichkeitsanteile umzugehen als mit dem verleugneten oder passiv-aggressiven Hass derjenigen Anteile, die auf der bewussten Ebene viel Zuneigung oder auch Bewunderung für sie zeigen.

- *Idealisierende Retterübertragung:* Einige Anteile können eine idealisierende Retterübertragung entwickeln, unter deren Einfluss sich die Patientin als hilflos und wirkungslos erlebt und der Therapeutin mit passiver Heilungserwartung begegnet. Daneben gibt es meist Persönlichkeitsanteile, die zu einer weitgehend realistischen Einschätzung der therapeutischen Situation in der Lage sind.
- *Flashback-Übertragung:* Eine grob verzerrte Wahrnehmung der Person der Therapeutin kann bei sogenannten Flashback-Übertragungen vorkommen. Besonders wenn die ursprüngliche traumatische Situation dem Bewusstsein der Patientin nicht zugänglich ist, kann die Therapeutin in ihrer Wahrnehmung durch ihren Blick, ihr Aussehen, ihre Körpergröße oder durch bestimmte Äußerungen Züge des Täters annehmen und bei ihr Gefühlsqualitäten hervorrufen, die zu einem Täter passen.
- *Identifizierungen innerhalb des Täter-Retter-Opfer-Schemas:* Prinzipiell können sich alle Konstellationen von Übertragungen mit den komplementären Identifizierungen innerhalb

des Täter-Retter-Opfer-Schemas ausbilden. Bei dominierender Täterübertragung und Opferidentifikation erwartet die Patientin von der Therapeutin Schädigung, bei dominierender idealisierender Übertragung und Identifikation als hilfloses Opfer die Rettung. Die Patientin kann jedoch auch mit der Rolle der Schädigenden oder der Retterin – oder Beschützerin – identifiziert sein und auf die Therapeutin eine Übertragung entwickeln, bei der diese in die Rolle des geschädigten oder des zu rettenden – oder zu beschützenden – Opfers gerät. Je nachdem, welcher Persönlichkeitsanteil aktuell im Vordergrund steht, werden sich Therapeutin und Patientin abwechselnd in einer der genannten Übertragungspositionen wiederfinden.

- *Erotische Übertragungen:* Neben den negativen können auch erotische Übertragungen eine wichtige Rolle spielen. Verführerische Persönlichkeitsanteile können versuchen, Therapeuten zu sexuellen Kontakten zu verleiten, da die einzige Art der Liebe, die sie sich vorstellen können, in ausbeuterischer oder gewaltsamer Sexualität besteht. In diesem Zusammenhang sei an den beklagenswerten Sachverhalt erinnert, dass sich Therapeuten unter solchen Umständen immer wieder unter Verletzung ihrer professionellen Abstinenzpflicht zu sexuellen Aktivitäten verleiten lassen. Äußerungen wie, die Patientin habe es »verdient«, mit ihnen Geschlechtsverkehr zu haben, oder es sei therapeutisch notwendig, die »kümmerliche Sexualität« in der Therapie zu erweitern, um gesund zu werden, und zahlreiche andere Begründungen dienen der Rationalisierung narzisstisch motivierter Rettungsimpulse und uneingestandener Wünsche nach Machtausübung. Nicht selten geht die Initiative von den Patienten aus; meist wurden sie jedoch zuvor durch narzisstische Bestätigungen seitens des Täters systematisch auf den Missbrauch vorbereitet (Tschan, 2005).
- *Desorganisiertes Bindungsmuster:* Besonders wenn ein desorganisiertes Bindungsmuster vorliegt, steht die Erwartung von Heilung unmittelbar neben der Überzeugung, durch die Therapie erneut Misshandlung, Beschämung und Zurückweisung zu erfahren. Kindliche Rettungswünsche und Ängste vor Ausbeutung, Vereinnahmung und Übergriffen, aber auch vor Zurückweisung und Verlassenwerden lie-

gen eng beieinander. Charakteristisch für die Patienten mit strukturellen dissoziativen Störungen ist der Wechsel von einem Persönlichkeitszustand in einen anderen. Idealisierende Retterübertragungen können sich blitzschnell in Täterübertragungen verwandeln, oft ausgelöst durch geringfügige Trigger, nicht zuletzt, weil im impliziten Gedächtnis die Erfahrung gespeichert ist, dass schützende und sorgende Bezugspersonen schlagartig zu Schädigern werden oder mit Zurückweisung reagieren und sie dem existenziellen Gefühl des Alleingelassenseins aussetzen können.

➢ *Dissoziative Identitätsstörung:* Verwirrende Übertragungsphänomene finden sich bei Patienten mit einer Dissoziativen Identitätsstörung, da jeder Persönlichkeitsanteil eigene Übertragungsmuster entwickeln kann, die sich von denjenigen anderer Persönlichkeitsanteile unterscheiden.

Generell gilt, dass die Bedeutung von Übertragungsphänomenen unter keinen Umständen unterschätzt werden darf, da sie für den Abbruch oder den Stillstand einer Behandlung verantwortlich sein können. Übertragungsmanifestationen sollten aufgegriffen, angesprochen und mit Blick auf die aktuelle Realität möglichst sofort geklärt, zu früheren Beziehungserfahrungen in Beziehung gesetzt und idealerweise aufgelöst werden.

Um die Voraussetzungen für die Ausbildung eines guten und konstruktiven Arbeitsbündnisses zu schaffen, sollte die Therapeutin die Patientin ermutigen, ihre »erwachsenen« Persönlichkeitsanteile zu aktivieren und eigenverantwortlich bei der Gestaltung der Therapie mitzuwirken. Geboten ist eine *antiregressive Haltung*, die geeignet ist, das »limbische« Bedrohungserleben zu vermindern und kognitive Funktionen zu stärken, insbesondere auch die Fähigkeit zu Mentalisierung und Reflexion. Zumindest zu Beginn der Behandlung sei vor dem Angebot einer sehr nahen Beziehung gewarnt, da sie das zumindest latent vorhandene Bedrohungsgefühl eher verstärken kann. Stattdessen empfiehlt sich eine sachlich zugewandte Haltung sowie die Schaffung einer kooperativen Arbeitsatmosphäre, zu der die Patientin und die Therapeutin gleichermaßen beitragen sollten. Auf der inhaltlichen Ebene sollte eine frühzeitige Fokussierung der emotionalen und interpersonellen Regulationsprobleme erfolgen.

Gegenübertragung

Eine sorgfältige Beachtung der Gegenübertragung ist bei der Behandlung von Patienten mit dissoziativen Störungen von herausragender Bedeutung. Eine Therapeutin, die mit dissoziativen Patienten arbeiten möchte, sollte damit rechnen, dass mit hoher Wahrscheinlichkeit intensive und oft auch belastende Emotionen, Fantasien und Handlungsimpulse in der Gegenübertragung auftreten werden. Dafür können unterschiedliche Einflüsse verantwortlich sein (Dalenberg, 2000; Wöller, 2013, 2019):

Eine nicht geringe emotionale Beanspruchung ergibt sich aus den *wechselnden Rollenzuweisungen*, denen die Therapeutin durch die auf sie gerichteten *Übertragungen einzelner Persönlichkeitsanteile* ausgesetzt ist. Komplementär zu den Übertragungsmustern, die die Patientin mit ihren unterschiedlichen Persönlichkeitsanteilen im Rahmen des Täter-Retter-Opfer-Dreiecks auf die Therapeutin richtet, wird sie in ihrer Gegenübertragung Emotionen, Fantasien und Handlungsimpulse entwickeln, die diesen Übertragungsmustern entsprechen. Diese können sich in einer Tendenz zur Überidentifikation und zu Rettungsimpulsen, aber auch in Gefühlen des Ekels, einer Neigung zu inadäquater Distanzierung und Entwertung oder auch in Impulsen der Beschuldigung, Zurückweisung oder Schädigung manifestieren.

Die Herausforderung besteht darin, die zugewiesenen Rollen nicht im therapeutischen Prozess auszuagieren, sondern zugunsten einer professionell-empathischen Haltung zu reflektieren – im Wissen darum, dass Verwicklungen nicht völlig zu vermeiden sind. Verständlicherweise wird sich die Therapeutin der Patientin näher fühlen, wenn diese sich innerlich mit kooperativen oder kindlich-bedürftigen Persönlichkeitsanteilen statt mit misstrauischen und therapiekritischen Anteilen beschäftigt, da beides naturgemäß auf die therapeutische Beziehung ausstrahlt und sie beeinflusst.

Darüber hinaus können in der Gegenübertragung der Therapeutin belastende Emotionen auftreten, die als Folge einer *projektiven Identifizierung* von Selbstanteilen der Patientin verstanden werden können. Bei diesem Vorgang werden die unerträglichen Affektzustände – der Ohnmacht, der Lähmung, oft auch Gefühle von Schuld, Scham und Minderwertigkeit – aus dem bewussten Erleben der Patientin mithilfe dissoziativer Mechanismen ganz oder teilweise abgespalten, jedoch der Therapeutin durch verbale und nonverbale Kommunikation übermittelt. Die Therapeutin, die in der metaphorischen Sprache Wilfred Bions (1990 [1962]) als »Container« für die unerträglichen Affekte oder Selbstanteile fungiert, erlebt die ursprünglich von der Patientin wahrgenommenen und nun in ihr »deponierten« Affekte, Gedanken, Impulse und Fantasien typischerweise als ihre eigenen.

Therapeuten reagieren in der Regel deutlich entlastet, wenn es ihnen gelingt, die Wirkungsweise dieses Mechanismus zu erkennen und die in ihnen aufgetretenen belastenden Emotionen, Gedanken und Impulse – ungeachtet eigener Anteile – als überwiegend patienteninduziert zu identifizieren. Im therapeutischen Kontakt kann es sehr lohnend sein, der Patientin die eigene emotionale Reaktion zur Verfügung zu stellen und sie zu fragen, ob es möglicherweise Anteile in ihr gibt, die solche Gefühle in sich tragen. Dies führt in der Regel dazu, dass die Patientin sich in ihrem Erleben verstanden und die Therapeutin sich weiter entlastet fühlt. Beides trägt zur Verbesserung des therapeutischen Arbeitsbündnisses bei: die verbesserte Mentalisierungsfunktion aufseiten der Patientin und die verbesserte Empathiefähigkeit aufseiten der Therapeutin.

Die Therapeutin sollte sich darüber im Klaren sein, dass sie in ihrer Gegenübertragung nicht nur auf die einzelnen Persönlichkeitsanteile mit ihrem jeweils eigenen Übertragungsangebot reagiert, sondern auch aufgrund ihrer eigenen Biografie in unterschiedlichem Maße emotional berührt oder getriggert wird. Die Gefahr einer sekundären Traumatisierung sollte stets gesehen werden. Aus diesem Grund sollte die Therapeutin sich vor übermäßiger Konfrontation mit Details der Traumatisierung der Patientin schützen, indem sie sich zum Beispiel nicht alle Erzählungen bildlich vorstellt und im Bedarfsfall Distanzierungstechniken einsetzt. Besondere Vorsicht ist geboten, wenn die Therapeutin bei sich selbst die Tendenz bemerkt, während der Sitzung zu dissoziieren (Daniels, 2008).

In der Arbeit mit Patienten, die unter einer Dissoziativen Identitätsstörung leiden, sind Therapeuten besonders vielen Herausforderungen und emotionalen Belastungen ausgesetzt. Der schnelle Wechsel, mit dem die Patienten unterschiedliche Versionen der Realität präsentieren, kann bereits sehr anstrengend sein, ganz zu schweigen von der Schwierigkeit, die Details der Geschichten der Persönlichkeitsanteile und ihre je verschiedenen Anliegen, Ängste und Erwartungen im Gedächtnis zu behalten. Weiterhin kann es frustrierend sein, mitzuerleben, wie die therapeutische Arbeit von einzelnen Persönlichkeitsanteilen immer wieder entwertet und die Identität der Therapeutin als helfende Person infrage gestellt wird.

Ähnlich verwirrend wie die Vielfalt der Übertragungen kann auch die Vielzahl möglicher Emotionen, Gedanken, Fantasien und Handlungsimpulse sein, die sich bei der Therapeutin im Kontakt mit der Patientin einstellen. Nicht zuletzt können Belastungen der Therapeutin dadurch zustande kommen, dass Prozesse, die sich durch den Mechanismus der Projektiven Identifizierung beschreiben lassen, prinzipiell von jedem Persönlichkeitsanteil ausgehen können. Aus diesem Grunde ist die Therapeutin gut beraten, sich bei eigenen – in der Regel helfenden – Handlungsimpulsen zu fragen, ob sie das, was sie gerade für die Patienten tun möchte, auch für eine andere Patientin tun würde, um von einer unmittelbaren Umsetzung ihrer Handlungsimpulse Abstand zu nehmen und zu einem reflektierten Beziehungsverständnis zurückzufinden.

Darüber hinaus gibt es Gegenübertragungsreaktionen, die sich in spezifischer Weise aus dem besonderen *Charakter des Störungsbildes* herleiten. Die Geschichte des gesellschaftlichen und professionellen Umgangs mit »multiplen Persönlichkeiten« ist geprägt durch eine eigenartige Faszination, aber auch durch massive Skepsis bis hin zur generellen Leugnung des Phänomens, Reaktionsweisen, die sich am ehesten als Abwehrphänomene von Angst verstehen lassen – Angst vor dem Ausmaß der Störung der Persönlichkeit, aber auch vor dem Ausmaß der sie verursachenden Gewalt und Bedrohung, die oft im Kontext organisierter Kriminalität oder ritualisierter Gewalt ausgeübt wurde.

In spezifischer Hinsicht kann auch das momentane *Wegdriften* in der therapeutischen Situation die Therapeutin belasten. Es können in ihr Gefühle von Unmut und Ärger, aber auch von Ohnmacht und Hilflosigkeit entstehen, wenn eine Patientin in der Therapiesitzung immer wieder »den Faden verliert«, wenn sie »vergessen« hat, was in der letzten Sitzung besprochen wurde, oder aus dem Kontakt geht und in einen dissoziativen Zustand verfällt. Eine größere Verunsicherung kann bei der Therapeutin auftreten, wenn die Patientin in einer dissoziativen Krise über längere Zeit den Kontakt zur Gegenwart verliert und intensivere Maßnahmen zur Reorientierung ins Hier und Jetzt notwendig werden. Die entscheidende Hilfe bei der Regulation der eigenen Emotionalität ist die Kenntnis der Psychodynamik dissoziativer Reaktionen. Da bei anhaltender Dissoziationsneigung in der Therapiesitzung der Erfolg der Behandlung gefährdet ist, sind Interventionen, die die Orientierung im Hier und Jetzt fördern, vorrangig in Betracht zu ziehen (siehe das folgende Kapitel). Nützlich ist immer eine Reflexion, was in der therapeutischen Beziehung oder von den besprochenen Inhalten so belastend und traumaassoziiert war, dass eine dissoziative Abwehr einsetzen musste.

So wichtig es ist, die möglichen Belastungsmomente einschätzen zu können, so sollte die Therapeutin auch wissen, dass sie bei hinreichender Kenntnis der bei komplexen Traumafolgestörungen zu erwartenden Beziehungsdynamik einen nicht geringen Teil dieser Herausforderungen gut bewältigen kann. Sie sollte ebenfalls wissen, dass sich unbewusste Aspekte der Gegenübertragung in Verwicklungen und Inszenierungen Ausdruck verschaffen können, aber Möglichkeiten bestehen, in gemeinsamer Reflexion mit der Patientin oder mithilfe von Supervision oder Intervision zu einem vertieften Verständnis dessen zu gelangen, was sich in der therapeutischen Beziehung ereignet hat.

Je bewusster und differenzierter die Therapeutin die in der Gegenübertragung aufkommenden Emotionen, Fantasien, Handlungsimpulse und Körperreaktionen wahrnehmen kann, desto geringer ist die Gefahr ihres unreflektierten Ausagierens zum Schaden der Patientin. So kann die Therapeutin – wenn auch nicht immer in jeder Hinsicht, aber doch weitgehend – verhindern, dass sie sich zu einer Überidentifikation mit der Patientin oder einem Persönlichkeitsanteil verleiten lässt, sie die professionelle Distanz zu ihr verliert, sie sich in Aktionen gegen Täter einbinden lässt oder sich der Gefahr einer sekundären Traumatisierung aussetzt. Ebenso wenig wird sie eine tendenziell feindselige und distanzierte Haltung einnehmen, in der sie der Patientin oder einem von deren Persönlichkeitsanteilen die Schuld an der Misshandlung zuweist oder ihr in anklagender Weise das Ausbleiben von fehlenden Therapiefortschritten vorwirft. Schließlich wird sie sich auch nicht zum Opfer des aggressiven Agierens der Patientin oder einzelner Persönlichkeitsanteile machen, sondern dieses angemessen begrenzen.

Dissoziationsstopp und Reorientierung

Patienten, die den Kontakt zur aktuellen Realität verloren haben, weil sie in einen anderen Bewusstseinszustand eingetreten sind, benötigen unsere aktive Hilfe bei der Reorientierung ins Hier und Jetzt. Die Notwendigkeit, einen dissoziativen Zustand zu unterbrechen, ist umso eher gegeben, je mehr aufgrund des klinischen Zustandsbildes der Verdacht entsteht, dass ein traumatisches Muster reproduziert wird, beispielsweise bei einem pseudoepileptischen Anfall, der nicht selten eine Missbrauchsszene kopiert. Doch sollte auch ein Wegdriften während einer Therapiesitzung unterbrochen werden, weil es die Wirksamkeit und den Erfolg der Therapie infrage stellt.

Zur Reorientierung eignen sich die folgenden Maßnahmen (Reddemann & Wöller, 2017):

- Das Grundprinzip der Reorientierung besteht darin, Patienten klar, deutlich und direkt anzusprechen und ihnen zur Orientierung den aktuellen Aufenthaltsort und das aktuelle Datum zu nennen. Die Patientin soll sich durch Betrachtung der Umgebung davon überzeugen, dass sie sich in der Gegenwart, in einer therapeutischen Situation und in Sicherheit befindet. Wir können beispielsweise sagen: Frau X, hören Sie mich? Schauen Sie sich in diesem Raum um: Hier besteht keine Gefahr, alles ist sicher. Ich bin N. N.; wir befinden uns in meiner Praxis in der Bahnhofstraße; wir haben jetzt das Jahr 2020.
- Unterstützend können auch hier haptische (Eisbeutel, Igelball), optische (bestimmte Farben etc.), Geruchsreize (Parfüm, Minze) oder Geschmacksreize (Zitrone, Chilischote) genutzt werden. Körperliche Berührungen können wirksam sein, doch können sie auch traumatische Erinnerungen triggern; sie sollten daher nur mit ausdrücklicher Einwilligung der Patientin eingesetzt werden, die am besten schon *zuvor* eingeholt sein sollte.

➢ Bei besonders starker Dissoziationsneigung kann auch erwogen werden, die Therapie während eines Spaziergangs im Gehen durchzuführen. Bei akuten dissoziativen Zuständen, nicht jedoch zur Dauermedikation, kann eine pharmakologische Behandlung mit Benzodiazepinen wie Lorazepam (Tavor®) in Betracht kommen.

Nach erfolgter Reorientierung ist es ratsam, die Patientin zu bitten, die Umstände zu identifizieren, die den dissoziativen Zustand ausgelöst haben. Eine Beschreibung der letzten Situation vor dem Einsetzen des dissoziativen Zustandes kann Hinweise auf das durch die dissoziative Reaktion vermiedene emotional belastende, weil konflikthafte oder traumaassoziierte Erleben geben. In der Regel war es durch Affekte der Ohnmacht, der Beschämung, des Ausgeschlossenseins oder des Alleingelassenseins geprägt.

Wenn Dissoziationen in der Therapiesitzung immer wieder einsetzen, wenn auch nur für wenige Minuten, sollte die Therapeutin die Patientin fragen, was sie selbst tun könnte, um diese Situation unter Kontrolle zu bringen. Wie auch bei anderen Gelegenheiten wird sie die Patientin eher zur eigenständigen Suche nach einer Lösung ermutigen, als sie durch zu viele aktive Maßnahmen in einer passiven Rolle zu fixieren. Gleichwohl kann die Therapeutin Vorschläge machen: Sie könnte die Patientin auffordern, Blickkontakt aufzunehmen, eine körperliche Bewegung auszuführen oder ein Paket Papiertaschentücher aufzufangen. Oft erweist es sich als hilfreich, wenn die Therapeutin selbst mehr spricht als sonst; ungünstig wäre es, schweigend abzuwarten, bis die Orientierung wieder spontan einsetzt. Auch hier sollte versucht werden, herauszufinden, ob es belastende Themen oder ängstigende Momente in der therapeutischen Beziehung gab, die Anlass für die dissoziative Reaktion waren.

Die geschilderten Interventionen der Reorientierung gelten prinzipiell auch für den Umgang mit dissoziativen pseudoepileptischen Anfällen. Auch hier kann eine Verbesserung der Wahrnehmung dazu beitragen, Vorboten einer Anfallsentstehung zu identifizieren und einer weiteren Anfallsentwicklung eine entschlossene »Erdung« im Hier und Jetzt der aktuellen Realität entgegenzusetzen (Uhlmann & Baier, 2010). Die Schulung der

Wahrnehmung kann Geduld und Übung erfordern, zumal die meisten Patienten anfänglich das Gefühl haben, von den Anfällen überrascht zu werden. Sobald wie möglich sollten die konflikthaften oder traumaassoziierten Auslöser für die Anfallsentstehung besprochen werden.

Auch wenn Fragen der Pharmakotherapie nicht Gegenstand dieses Buches sind, sei doch auf die ermutigenden Erfahrungen mit der Gabe niedrig dosierter Opiatantagonisten bei dissoziativer Symptomatik hingewiesen, vor allem auf die Möglichkeit, über eine äußerst kleinschrittige Anpassung der Dosierungen das Ausmaß der Dissoziationen so zu steuern, dass deren schützende Wirkung nicht abrupt wegfällt und gleichzeitig eine therapeutische Weiterarbeit möglich ist (Pape & Wöller, 2015).

Verbesserung der Emotionsregulierung und die Arbeit an Ich-Funktionen

Die konsequente Arbeit an der Verbesserung der Ich-Funktionen der Emotionsregulierung ist die Voraussetzung, um angesichts wiederholt negativer Affektzustände erfolgreich im Hier und Jetzt bleiben zu können. Besonders bei instabiler Stimmungslage und bei Dominanz negativer Emotionen sollte die Arbeit an der Affektkontrolle Vorrang haben. Nur so werden die Patienten die durch traumaassoziierte Alltagsreize ausgelösten und mit traumatischen Affekten aufgeladenen undifferenzierten Affektzustände anders als mit dissoziativen Reaktionen oder mit Selbstschädigungshandlungen bewältigen. Die dissoziativen Reaktionen können sich auf nur wenige Minuten anhaltende Absorptionsphänomene beschränken oder sich in einem Wechsel (»switch«) in einen anderen – kindlich bedürftigen, aggressiv fordernden oder auch in einen zwar erwachsenen, aber depersonalisierten – Persönlichkeitsanteil manifestieren.

Um aktiv positive emotionale Zustände herbeizuführen, kommen verschiedene ressourcenstärkende Aktivitäten und Übungen in Betracht:

- *Positive Aktivitäten und Erinnerungen:* Neben der Durchführung von *Aktivitäten*, die die Stimmungslage im positiven Sinne beeinflussen – Malen, Joggen, Singen etc. –

kann auch die *Aktivierung von Erinnerungen* an positive menschliche Begegnungen oder eigene Kompetenzerfahrungen zur Stimmungsregulierung genutzt werden. Auch wenn die Patienten zunächst meist angeben, keine Erinnerungen an derartig positive Erfahrungen zu haben, lohnt sich eine Suche nach – wenn auch »kleinen« – Erfolgen oder zumindest »ein wenig« positiven oder nicht negativen zwischenmenschlichen Erfahrungen, um diese dann in der Vorstellung lebendig werden zu lassen. Die Patienten werden dazu aufgefordert, die die positive Erfahrung repräsentierende Szene zu imaginieren – oder zumindest daran zu denken – und das begleitende positive Körpergefühl wahrnehmen.

➢ *Überwältigende Affekte bearbeiten:* Eine wichtige Aufgabe besteht in der Reduktion der subjektiven Belastung durch *undifferenzierte Affekt- und Spannungszustände*, die durch traumaassoziierte Alltagsstimuli ausgelöst werden. Die Patienten sollen verstehen, dass vergleichsweise »harmlose« Alltagsstressoren durch überwältigende Affekte von Ohnmacht, verzweifeltem Alleingelassensein, Panik, innerer Leere, Ekel, Scham oder Selbsthass, die aus kindheitstraumatischen Erlebnissen stammen, aufgeladen sein und eine traumawertige Stressbelastung annehmen können. Sie können angehalten werden abzuschätzen, wie groß der durch Erfahrungen der Vergangenheit gespeiste (traumatische) und wie groß der der gegenwärtigen Situation angemessene Anteil des Gefühlszustandes ist; der Vergangenheitsanteil kann anschließend imaginativ unter Nutzung der »Tresortechnik« »weggepackt« werden (Wöller, 2006).

Bei Patienten mit Dissoziativer Identitätsstörung können einige Modifikationen sinnvoll sein. So kann die imaginative Technik des »sicheren Ortes« dahingehend modifiziert werden, dass die Patienten für unterschiedliche Persönlichkeitsanteile in der Fantasie eigene »sichere Orte« erschaffen: eine Krankenstation, einen Hort oder eine geschützte Insel. Kindlichen Anteile kann zum Beispiel ein »Kinder-Wohlfühlort« bereitgestellt werden; aber auch für andere Anteile kann die Schaffung von »Wohlfühlorten« nützlich sein.

Auch bei der Aktivierung positiver Erinnerungsmomente und spezifischer Kompetenzerfahrungen sind Modifikationen denkbar, indem die Therapeutin beispielsweise die Unterstützung von Persönlichkeitsanteilen anfordert, die über entsprechende Bewältigungsressourcen verfügen. Mit der Methode des »Durchsprechens« (»talking through«), bei der das gesamte System der Persönlichkeit angesprochen wird, kann sie mit allen Persönlichkeitsanteilen, die sich angesprochen fühlen, klären, ob es einen Anteil gibt, der diese Ressource schon, zumindest teilweise, zur Verfügung hat und sie anderen Anteilen zur Verfügung stellen möchte.

Überhaupt sollte man bei allen therapeutischen Interventionen – auch bei der Anwendung ressourcenaktivierender Techniken und bei der Verstärkung positiver Erinnerungen und Kompetenzen – versuchen, bei früheren positiven Erfahrungen der Bewältigung anzuknüpfen, die die Patientin schon einmal in ihrem Leben gemacht hat. Dabei sollte immer versucht werden, Konsens im Persönlichkeitssystem anzustreben und möglichst viele Anteile in die Konsensbildung einzubeziehen (Gonzalez & Mosquera, 2012).

Über die Verbesserung der Emotionsregulierung hinaus steht die Arbeit an unzureichend entwickelten Ich-Funktionen im Vordergrund:

➢ *Selbstfürsorge:* Besondere Bedeutung kommt der Förderung der Selbstfürsorge zu, wenn Muster emotionaler Vernachlässigung und mangelhafter Fürsorge unter traumatischen Bedingungen verinnerlicht wurden, um die Bindung zu den wichtigsten Bezugspersonen zu erhalten (Ferenczi, 2013 [1932]). Vor diesem Hintergrund kann eine Arbeit an der Überzeugung, einen selbstfürsorglichen Umgang nicht zu verdienen, nützlich sein, um Blockaden der Selbstfürsorge aufzulösen.

  In vielen Fällen ist eine schnelle Distanzierung von den negativen Überzeugungen nicht zu erwarten. Weil die negativen Selbstüberzeugungen unverzichtbar waren, um die Bindung zu den Bezugspersonen nicht zu gefährden, ist es für die Betroffenen meist auch in der Gegenwart noch äußerst schwierig, ein anderes Selbstbild für sich zu entwickeln. Statt auf einer Änderung des Selbstbildes zu bestehen, ist es dann hilfreicher, die Patienten zu selbstfürsorglichem Umgang *trotz* ihrer negativen Überzeugungen zu ermutigen. Im Einzelnen kann es notwendig sein, konkrete Hinweise zu geben, wie selbstfürsorgliches Handeln im Alltag realisiert werden kann, und die Patienten zu entsprechenden Verhaltensänderungen aufzufordern. Die Fähigkeit, sich von ungerechtfertigten Forderungen anderer *abzugrenzen*, ist oft ebenso unzureichend ausgebildet wie sie Fähigkeit, sich vor weiterer Traumatisierung zu *schützen;* ebenso wie jene bedarf sie der therapeutischen Bearbeitung.

➢ *Realitätsprüfungen:* Ein wichtiges Ziel der Behandlung besteht darin, die *Präsentifikation* zu verbessern. Da Patienten mit dissoziativen Störungen dazu neigen, bedrohliche Gefühle und Fantasien, die zu Erfahrungen der traumatischen Vergangenheit gehören, als gegenwärtig zu erleben, während sie reale Bedrohungen in der Gegenwart als unwirklich einstufen, sollte in der Therapie ihre Fähigkeit gefördert werden, zu unterscheiden, was zur Vergangenheit und was zur Gegenwart gehört. Sie sollen lernen, die zu Erfahrungen der traumatischen Vergangenheit passenden Gefühle und Fantasien auch dann als der Vergangenheit zugehörig einzuordnen, wenn sich diese real und gegenwärtig anfühlen, und umgekehrt, mögliche reale Bedrohungen in der Gegenwart auch dann als wirklich und gegenwärtig einzuschätzen, wenn sie sich unwirklich und irreal anfühlen.

➢ *Mentalisierung:* Auch die Verbesserung der *Mentalisierungsfunktion* kann ein wichtiges Therapieziel sein. Unter »Mentalisierung« soll hier, angelehnt an Peter Fonagy und Kollegen (2011), der mentale Prozess verstanden werden, bei dem eine Person eigene oder fremde Verhaltensweisen als bedeutungsvoll auf der Basis von Absichten, Wünschen, Bedürfnissen, Gefühlen und Gedanken interpretiert. Im Rahmen traditioneller psychoanalytischer Konzeptbildungen wurde die Mentalisierung als eine Form der Symbolisierungsfähigkeit verstanden.

Zentraler Gedanke der Mentalisierungstheorie ist die Annahme, dass sich eine gut ausgebildete Mentalisierungsfunktion nur in einer hinreichend sicheren Bindungsbeziehung entwickeln kann. Sie kann unter beziehungstraumatischen

Umständen in unterschiedlicher Weise eingeschränkt sein, wobei dissoziative Mechanismen eine bedeutende Rolle spielen. Defensive Mentalisierungsblockaden können im Moment der Misshandlung höchst funktional sein, schützen sie doch die in der Kindheit dringend benötigte Bindung des Opfers an den Täter. Schädigende Impulse einer misshandelnden Bezugsperson zu realisieren ist mit dem Bedürfnis nach Versorgung, Liebe und Schutz so unvereinbar, dass eine reflektierende Auseinandersetzung mit diesen Sachverhalten um jeden Preis vermieden werden muss. Ein Verständnis dieser Zusammenhänge kann in Verbindung mit der Ermutigung zum Nachdenken, Reflektieren und Hinterfragen helfen, Mentalisierungsblockaden aufzulösen.

- *Kontrolle der Persönlichkeitsanteile:* Patienten sollten angeleitet werden, eine bessere *Kontrolle über die Wechsel ihrer Persönlichkeitsanteile zu erlangen*. Durch eine verbesserte Kommunikation der Persönlichkeitszustände sollen sie in die Lage versetzt werden, einem Einbruch belastender und bedrohlicher Emotionen standzuhalten. Um die Alltagsfunktionalität abzusichern, kann es notwendig sein, jene Umstände zu identifizieren, die einen Wechsel des Persönlichkeitszustands (»switch«) auslösen können; in der Regel sind dies traumaassoziierte Stimuli oder konflikthafte Zuspitzungen in der therapeutischen Situation. Eine nicht zu unterschätzende Bedeutung kommt bei der Auslösung plötzlicher State-Wechsel Schamgefühlen zu; sie bleiben häufig unerkannt, wenn sie sich nur durch stummen Rückzug oder projektive Vorwurfshaltung verschlüsselt Ausdruck verschaffen.

Arbeit mit Persönlichkeitsanteilen I: Destruktive Persönlichkeitsanteile

Da in der Kindheit eine Anpassung an extrem gewaltsame Beziehungserfahrungen geleistet werden musste, um den Bindungserhalt unter diesen traumatischen Bedingungen zu schützen, kann von destruktiven Persönlichkeitsanteilen eine anhaltende Bedrohung für den Fortgang der Therapie und oft auch für die

Sicherheit der Patientin ausgehen. Dies gilt in besonderem Maße, wenn bei der Dissoziativen Identitätsstörung diese Persönlichkeitsanteile als eigenständige Personen wahrgenommen werden. Die Bedrohungen können in Aufforderungen zu selbstschädigenden Handlungen oder auch zum Suizid bestehen, sie umfassen aber auch Erniedrigung, Demütigung, passiv-aggressive Verweigerung und Spott. Die alltagsfunktionale »Person« fühlt sich den Drohungen und Demütigungen dieser Persönlichkeitsanteile ausgesetzt, ohne damit umgehen und sich angemessen wehren zu können.

Der für diese Persönlichkeitsanteile oft gebrauchte Begriff des »Täterintrojekts« berücksichtigt deren einstmals überlebensnotwendige Schutzfunktion zu wenig. Begriffe, die diese Funktion würdigen, wären im Blick auf die anzustrebende Integration der Persönlichkeitsanteile sicher angemessener, wenngleich ein solches Verständnis erst allmählich erarbeitet werden muss. Ein Suizidversuch oder eine selbstverletzende Handlung kann beispielsweise dadurch zustande kommen, dass ein Persönlichkeitsanteil einen anderen attackiert, und zwar im vermeintlichen Bestreben, sich oder das Gesamtsystem vor größerer Gewaltanwendung zu schützen, oder um unter dem Eindruck überwältigender Ohnmacht überhaupt noch eine Handlungsmöglichkeit zu haben. Eine Impulshandlung kann als Notfall- oder Abwehrmaßnahme eines Persönlichkeitsanteils in einer spezifischen Situation verstanden werden; in diesem Sinne sollte sie in der Therapie untersucht und einem differenzierten Verständnis zugeführt werden.

Problematische Situationen können entstehen, wenn Selbstverletzungshandlungen aus dissoziativen Zuständen heraus erfolgen. Gelegentlich geben Patienten an, sich an die Selbstverletzungshandlung nicht erinnern zu können – womit sie zum Ausdruck bringen, dass ein anderer Persönlichkeitsanteil, über den sie keine Kontrolle zu haben glauben, die Selbstverletzung ausgeführt haben muss. Ernsthafte Probleme der Sicherheit können auch entstehen, wenn einzelne Persönlichkeitsanteile eine Gewalthandlung ankündigen oder planen, während andere Persönlichkeitsanteile leugnen, davon Kenntnis zu haben. In diesen Fällen ist es notwendig, die »Gesamtperson« in die Pflicht zu nehmen. Nur wenn die Patientin in ihrer Gesamtheit bereit ist, die Verantwortung für die eigene Sicherheit und die anderer Personen zu übernehmen, ist die Voraussetzung für die Behandlung gegeben.

Aus diesem Grund sollte zu Beginn der Behandlung klargestellt werden, dass die gesamte Person – oder das System aller Persönlichkeitsanteile – die Verantwortung für das Verhalten aller Anteile übernehmen muss, um destruktives Verhalten zu begrenzen. Auch wenn es zutreffen kann, dass ein nicht hinreichend integrierter Persönlichkeitsanteil die Selbstverletzungshandlung veranlasst hat, hat es sich dennoch nicht bewährt, die Patientin insgesamt aus der Verantwortung zu entlassen, da sich andernfalls destruktives Agieren unkontrolliert ausbreiten kann.

In der Regel kann auch bei schwerer dissoziativer Pathologie ein hinreichendes Ko-Bewusstsein der Persönlichkeitsanteile für die Selbstverletzungshandlung angenommen werden. Daher sollte die Therapeutin der Patientin zu verstehen geben, dass sie, um psychotherapeutisch mit ihr arbeiten zu können, eine Übernahme von Verantwortung von ihr erwarten *muss*. Immerhin musste sich die Patientin bis zu dem Zeitpunkt der Behandlung selbst regulieren und sich auch an äußere Regeln halten. Vereinbarungen und Absprachen sind daher unerlässlich. Sie werden nicht mit einzelnen Persönlichkeitsanteilen, sondern mit der Patientin als Gesamtperson getroffen; diese muss sicherstellen, dass alle Anteile an der Umsetzung der Vereinbarung mitwirken.

In der Regel ist es von Vorteil, Persönlichkeitsanteile, die glauben, die Therapie sabotieren zu müssen und insofern eine Gefährdung der Sicherheit der Patientin darstellen, oder auch solche, die im Hintergrund für Chaos sorgen und selbstschädigende Verhaltensweisen initiieren, aktiv zu kontaktieren, um ihre Motive, Erwartungen und Ängste kennenzulernen. Die Therapeutin kann versuchen, über eine Ansprache des Gesamtsystems der Patientin Auskünfte zu erhalten, welcher konflikthafte Aspekt in der Umgebung der Patientin oder in der therapeutischen Beziehung bei welchem Persönlichkeitsanteil die destruktiven Impulse hervorgerufen hat und welche Funktion die destruktiven Impulse oder Verhaltensweisen bei der Bewältigung dieser Situation haben. Sie kann fragen, was diesen Persönlichkeitsanteil bewogen haben mag, eine Selbstverletzung in Betracht zu ziehen, und welche Reaktion des Umfelds oder der Therapeutin er gehofft hatte zu erzielen, als er die Selbstschädigung vollzogen oder angedroht hat. Auch wenn die Patientin keine direkten Antworten auf diese Fragen haben sollte, ist es sinnvoll, sie zu stellen und ein Nachdenken darüber anzustoßen.

Oft sind die aggressiven oder destruktiven Anteile aus narzisstischen Gründen nicht bereit, bei einer Therapie mitzuwirken, wenn sie nicht direkt angesprochen werden. Wenn sie dagegen eine interessierte und auch – bezogen auf ihre frühere Schutzfunktion – wertschätzende Haltung der Therapeutin spüren, werden sie tendenziell eher zu Verhandlungen und längerfristig auch zu konstruktiver Mitarbeit breit sein. Deshalb hat es sich bewährt, sie beim Auftreten destruktiver Verhaltensmuster häufiger zu kontaktieren und in die Therapie einzubeziehen.

Im Allgemeinen erweist sich eine »Doppelstrategie« als hilfreich: einerseits zu würdigen, dass auch massiv selbstschädigende bis gewaltsame Verhaltensweisen unter traumatischen Lebensbedingungen eine Anpassungs- und Überlebensfunktion hatten – und andererseits darauf zu bestehen, dass im Kontext der Therapie die Sicherheit der Patientin und der Therapeutin nicht gefährdet werden darf. James A. Chu (1998) spricht dabei von einer »empathischen Konfrontation«, die zwei Schritte umfasst: zunächst die Herstellung empathischer Resonanz mit dem Versuch, die subjektive Bedeutung eines aggressiven, destruktiven Verhaltens zu verstehen; dann die ebenfalls empathische Konfrontation mit einer Begrenzung, die als Modell dient, dass die Aggression und das destruktive Verhalten nicht akzeptabel sind.

Mittelfristig soll die Patientin angeleitet werden, mit den Anteilen ihrer Persönlichkeit, die selbstschädigendes Verhalten für notwendig halten, eigenständig in Verhandlung zu treten. Sie soll verstehen, dass es nicht vorteilhaft ist, diese Anteile als »schlecht« zu entwerten, da alle Anteile ihrer Person, auch diejenigen, die zu Suizid oder Selbstverletzung drängen, unter traumatischen Umständen eine wichtige Funktion erfüllt haben. Nicht zuletzt haben sie dazu beigetragen, die Bindungsbeziehung zur zwar misshandelnden, aber auch geliebten Bezugspersonen aufrechtzuerhalten. Statt diese Anteile »entfernen« zu wollen, sollen die Patienten vielmehr eine Annäherung zwischen ihnen und den anderen Anteilen anstreben.

Die Therapeutin sollte in diesem Prozess die Stärke, Energie und Vitalität der aggressiven Anteile würdigen und die Vorzüge dieser Qualitäten für das Überleben hervorheben; auch kann sie darauf hinweisen, dass andere Persönlichkeitsanteile etwas von diesen Eigenschaften übernehmen könnten, um energischer für sich zu sorgen, um sich besser zu schützen und um die Gefahr einer Reviktimisierung zu vermindern. Die bedrohlichen Anteile sollen verstehen, in welcher Weise sie selbst profitieren können, wenn sie sich auf eine Mitwirkung bei der Therapie einlassen (ebd.).

Im weiteren Verlauf der Therapie kann ein vertieftes Verständnis aggressiver oder destruktiver Selbstanteile und damit verbundener, die Sicherheit bedrohender Denkmuster angeregt werden. Die Vorstellung, eine seelische Verletzung vermeiden zu können, indem man sich selbst körperlich verletzt, kommt nicht selten bei kindlichen Anteilen vor. Für sie ist es leichter, einen körperlichen Schmerz auszuhalten als einen seelischen; zudem können körperliche Schmerzen in der Regel leichter dissoziiert werden als seelische, die meist das gesamte Persönlichkeitssystem erfassen. Auch können Selbstverletzungen aus dem Wunsch entstehen, sich selbst wegen vermeintlicher eigener Schlechtigkeit zu bestrafen.

Zu bedenken ist immer auch, dass kognitive Verzerrungen schon dadurch zustande kommen können, dass im Vordergrund agierende Persönlichkeitsanteile bezüglich des aktuellen Datums, ihrer Identität und ihrer Lebensumstände desorientiert sind und sich dadurch leicht klein, hilflos, in die Ecke gedrängt oder angegriffen fühlen. In Verkennung der Unterschiede zwischen Vergangenheit und Gegenwart fürchten nicht wenige Patienten reale Bedrohungen, wenn sie ein ihnen auferlegtes Schweigegebot brechen – Problemstellungen, die der Reorientierung und Realitätsprüfung durch die Alltagspersönlichkeit bedürfen (Brand, 2001).

Anhaltende Täterkontakte sind bei Patienten mit einer schweren dissoziativen Störung keine Seltenheit und können der Herstellung von Sicherheit ernsthaft im Wege stehen. Sie sind Ausdruck intensiver Bindungen kindlicher Persönlichkeitsanteile an die Person des Täters oder einer Tätergruppe. Aus therapeutischer Sicht ist es nicht realistisch, von den Patienten eine schnelle Loslösung aus einer Täterbindung zu erwarten; stattdessen sollte die Therapeut der Intensität der Täterbindungen Rechnung tragen und der Patientin, sofern diese zu einer Loslösung ernsthaft bereit ist, Unterstützung und Begleitung auf diesem schwierigen Weg anbieten. Die Loyalität der Patientin gegenüber den Tätern ist oft sehr groß und kann nur schrittweise unter Ausbildung neuer, für die Patientin weniger missbräuchlicher Beziehungen aufgelöst werden. Man darf nicht unterschätzen, wie stark die Bindung gerade an Menschen sein kann, die zu Übergriffen neigen; dies ist den Betroffenen vertraut, und eine vertraute Bindung ist für sie immer sicherer als eine neuartige unbekannte Beziehung.

Ein eindrucksvolles Beispiel findet sich bei Bethany L. Brand et al. (2012):

> Eine Patientin, die jede Nacht eine Erinnerungslücke von drei bis vier Stunden hatte, fand mithilfe ihrer Therapeutin heraus, dass sie während dieser Zeit mit unbekannten Männern Sex hatte, die sie brutal vergewaltigten. Daran waren mehrere Persönlichkeitsanteile beteiligt: Kindanteile hatten sich allein gefühlt und nach Aufmerksamkeit gesucht, wussten aber keine sichere Möglichkeit, um das Ersehnte zu erlangen; gewaltsame Sexualität schien die einzige Form von Aufmerksamkeit zu sein, die ihnen zugänglich war. Ein adoleszenter Anteil glaubte, dass niemand die Patientin verletzten könnte, solange sie sich selbst verletzte. Ein ärgerlicher und kritisierender Anteil empfand tiefen Selbsthass wegen des Missbrauchs durch den Vater und projizierte diesen Hass auf einen passiven Teil, den er dafür verantwortlich machte; für diesen Teil wiederum war die Vergewaltigung eine gerechte Strafe. In der Therapie konnte die Patientin Wege finden, um auf sicherere Weise zu Aufmerksamkeit zu gelangen. Sie probierte es aus, sich nicht zu verletzen, und fand heraus, dass die erwartete Schädigung ausblieb. Sie verstand, dass ihre Neigung zur Selbstbeschuldigung ihr gestattete, die Bindung an den Vater aufrechtzuerhalten, indem sie ihn von der Verantwortung für den Missbrauch freisprach. Erst im Laufe der weiteren Therapie konnte ein ärgerlicher Teil erkennen, dass der Vater sie missbraucht hatte und dafür verantwortlich war.

Arbeit mit Persönlichkeitsanteilen II: Kindliche verletzte Persönlichkeitsanteile

Ein weiterer wichtiger Aspekt der Arbeit mit Persönlichkeitsanteilen besteht in der mitfühlenden symbolischen »Nachbeelterung« der verletzten kindlichen Anteile auf der inneren Bühne mithilfe der therapeutischen Arbeit mit Kindanteilen.

Notwendig ist für diese Arbeit eine ausreichende Alltagsstabilität. Ist diese nicht in ausreichendem Maße gegeben, sollte die vorrangige therapeutische Aufgabe darin bestehen, sie herzustellen. Notwendig ist die Mitarbeit der Patientin als verantwortliche Mitgestalterin der Therapie. Alternativ kann die Patientin die Arbeit mit den Kindanteilen auch aus der Perspektive der erwachsenen Person, die sie künftig sein möchte (des »künftigen Ich«), in Angriff nehmen.

Das Vorgehen lässt sich wie folgt beschreiben: Sind die genannten Voraussetzungen gegeben, klärt die Therapeutin mit der Patientin, mit welchem jüngeren Persönlichkeitsanteil (»Kind«) die Patientin (oder ihr »künftiges Ich«) als Erstes Kontakt aufnehmen möchte und wie alt dieses Kind im Erleben der Patientin ist. Daraufhin bittet die Therapeutin die erwachsene Patientin, zu prüfen, ob sie (oder ihr »künftiges Ich«) tatsächlich willens und in der Lage ist, eine liebevolle, nachbeelternde Haltung gegenüber dem »Kind« einzunehmen. Bestätigt die Patientin dies, bittet die Therapeutin die Patientin, Vorstellungen zu aktvieren, wie eine liebevolle Zuwendung zu einem Kind der entsprechenden Altersstufe aussehen könnte. Meist sind den Patienten andere Menschen aus ihrem Umfeld bekannt, die ihren Kindern liebevolle Zuwendung zukommen lassen, oder sie erinnern Filme oder Fernsehsendungen, in denen dies realisiert war.

Nun versucht die Patientin, in ihrer Vorstellung mit dem Kind, das sie selbst einmal war, vorsichtig Kontakt aufzunehmen. Je nach Altersstufe des Kindes wird diese Kontaktaufnahme verschieden ausfallen. Sie wird damit beginnen, die Bedürfnislage dieses Kindes zu erspüren und dem Kind entsprechend seiner Altersstufe auf der symbolischen Ebene die entbehrte Beziehungsqualität zur Verfügung zu stellen. In praktischer Hinsicht könnte dies zum Beispiel durch gemeinsame Spiele oder das gemeinsame Betrachten von Bilderbüchern oder Kindersendungen im Fernsehen geschehen. Es empfiehlt sich, regelmäßig begrenzte Zeitfenster am Tag zu vereinbaren, die für die Arbeit mit dem Kind reserviert sind. Anschließend soll die Patientin im Kontakt mit dem Kindanteil überprüfen, ob dieser tatsächlich das erhielt, was er gebraucht hat. Häufig stellt sich dann heraus, dass der Kindanteil den angebotenen Kontakt als zu nah empfunden hat; statt in den Arm genommen zu werden, hätte er es als hilfreicher erlebt, wenn einfach nur jemand »da« gewesen wäre.

Entscheidend für den Erfolg der Arbeit mit inneren Kindanteilen ist die Fähigkeit der Patientin, als Erwachsene dem Kindanteil symbolisch, das heißt in der Imagination, die Möglichkeit zu regressivem Erleben zu eröffnen; dieses Ziel wäre verfehlt, wenn sie selbst in einen Kindstatus regredierte. Keinesfalls darf die innere Welt der Patientin wichtiger werden als die äußere Realität! Deswegen ist es wichtig, auf eine Zeitbeschränkung der Arbeit mit Kindanteilen zu achten. Grundsätzlich geht es darum, die Handlungskompetenz der Patienten in der Gegenwart zu erweitern und Selbstberuhigungsstrategien einzuüben, nicht darum, Wiedergutmachung zu leisten oder etwas nachzuholen, was in der Kindheit versäumt wurde (Mattheß & Sack, 2010).

Wenn bei Patienten mit dissoziativen Störungen eine Arbeit mit inneren Kindanteilen geplant ist, so ist es notwendig, nach dem Einverständnis des Gesamtsystems zu fragen. Nicht alle Persönlichkeitsanteile werden dies befürworten; oft ist es möglich, Persönlichkeitsanteile, die dem Vorhaben ablehnend gegenüberstehen, zu beruhigen, indem ihnen beispielsweise vorgeschlagen wird, sich abzugrenzen, etwa indem sie eine imaginative Mauer errichten oder an einen inneren Ort gehen, an dem sie sich wohlfühlen. Der Respekt vor diesen Anteilen hilft oft dabei, sie davon abzuhalten, mit Strafmaßnahmen in der Realität zu reagieren, zum Beispiel mit selbstverletzendem Verhalten.

Gelegentlich kann die Arbeit mit inneren Kindanteilen durch Ängste, Übertragungen und Widerstände aufseiten der »erwachsenen« Patientin und aufseiten des Kindanteils erschwert sein. Diese Widerstände bedürfen zuvor der Durcharbeitung (Wöller et al., 2020):

- Auf der Seite der *»erwachsenen« Patientin* können Ängste vor Überflutung durch traumatische Erinnerungen, Gefühle der Ablehnung oder des Ekels gegenüber dem Kindanteil oder auch Ängste vor dessen ausufernder Bedürftigkeit bestehen, die durchzuarbeiten sind. Man könnte hier auch von »Gegenübertragung auf der inneren Bühne« sprechen.

- Auf der Seite des *Kindanteils der Patientin* können Ängste vor der »erwachsenen« Patientin die Arbeit mit inneren Kindanteilen erschweren, die aus den traumatischen Erfahrungen mit Erwachsenen resultieren und als Ausdruck der »Übertragung auf der inneren Bühne« angesehen werden können: Ängste, erneut zurückgewiesen, ausgebeutet, geschädigt oder missbraucht werden. Sie erfordern eine Validierung des Misstrauens und eine besonders behutsame Annäherung.

Nachdem die Arbeit mit destruktiven und kindlichen Persönlichkeitsanteilen dargestellt wurde, wird es im Folgenden darum gehen, wie die Kommunikation der Persönlichkeitsanteile untereinander gefördert werden kann.

Arbeit mit Persönlichkeitsanteilen III: Kommunikation zwischen den Persönlichkeitsanteilen

In der Behandlung von Patienten mit einer Dissoziativen Identitätsstörung muss das zentrale Therapieziel darin bestehen, die Integration der Gesamtpersönlichkeit zu fördern, um im Idealfall das aufgespaltene Persönlichkeitssystem in eine einheitliche Persönlichkeit zu transformieren. Unter »Integration« wird eine Annäherung der bis dahin getrennten Persönlichkeitsanteile verstanden. Eine erfolgreich verlaufende Integration kommt darin zum Ausdruck, dass bisher getrennte Persönlichkeitsanteile ein *gemeinsames* Wissen erwerben und sich in ihren Motiven, Erwartungen und Absichten immer mehr in Richtung angemessener Verhaltensweisen entwickeln.

Der Integrationsprozess von Persönlichkeitsanteilen verläuft in kleinen Schritten. Besteht am Anfang noch eine weitgehende Amnesie für die Existenz anderer Persönlichkeitsanteile, so kommt es zunehmend zu einem stärkeren Ko-Bewusstsein und einer wachsenden Kooperation der Anteile, bis sich idealerweise ein einheitliches Selbstempfinden herausbildet. Mit der Bezeichnung »idealerweise« ist schon angedeutet, dass dieses einheitliche Selbstempfinden nicht in jedem Falle erreicht werden kann.

Um dem Therapieziel der Integration der Persönlichkeitsanteile näher zu kommen, sind die Ängste der unterschiedlichen Anteile voreinander nach und nach durchzuarbeiten. Wichtig ist es, anzuerkennen, dass sich die einzelnen Persönlichkeitsanteile deshalb voneinander getrennt haben, weil die Begegnung mit ihnen mit Ängsten verbunden war. Diese Ängste gilt es zu berücksichtigen, wenn therapeutisch versucht wird, schrittweise die Kommunikationsbarrieren zwischen den Anteilen aufzulösen, um ein wechselseitiges Verständnis für die Anliegen und gefühlshaften Reaktionen der jeweils anderen Persönlichkeitsanteile zu fördern.

Alle Anteile sollten sich Ausdruck verschaffen können; auch Wut oder sexuelle Provokationen sollten geäußert werden dürfen, ohne dass es zu einer feindseligen Reaktion aufseiten des Therapeuten kommt. Den Persönlichkeitsanteil anzusprechen, der »hinter« einem überflutenden Affektzustand, einer störenden Symptomproduktion oder einer auffälligen Verhaltensmanifestation steht, kann der beste Weg sein, das Reaktionsmuster im biografischen Kontext zu verstehen, um so die Symptomatik zu bessern. Eine bewährte Methode, um auch kindliche Persönlichkeitsanteile zur Mitwirkung bei der Therapie zu bewegen, besteht darin, die Patientin »wie eine Familie« anzusprechen. Indem die Therapeutin die Anteile bittet, über sich, ihre Geschichte und ihre Wünsche, Ängste und Erwartungen zu sprechen, lassen sich oft Informationen gewinnen, die sonst der Amnesie unterworfen geblieben wären.

Alle Persönlichkeitsanteile sollten, soweit sie sich zu erkennen geben, an der Therapie beteiligt und nicht als Oppositionelle behandelt werden. Einen Persönlichkeitsanteil unberücksichtigt zu lassen oder aus dem Therapieprozess auszuschließen käme nicht nur einer Kollusion mit der Tendenz der Patientin gleich, die die Konfrontation mit wichtigen Aspekten ihrer Persönlichkeit vermeiden möchte; es wird sich auch deshalb als nachteilig erweisen, weil gerade problematische Persönlichkeitsanteile besonders empfindlich auf narzisstische Verletzungen, Zurückweisung und Nichtbeachtung zu reagieren pflegen.

Die Erfahrung zeigt, dass psychodynamisch orientierte Psychotherapeuten aus Unsicherheit, wie sie mit Teilpersönlichkeiten umgehen sollen, es nicht selten ganz unterlassen, sich mit ihnen zu beschäftigen. Sie übersehen damit, dass die Persönlichkeit dissoziiert ist und halten den im Vordergrund agierenden Persönlichkeitsanteil für die »eigentliche« Persönlichkeit – was nicht zutrifft. Auf diese Weise können wichtige Aspekte mentaler Inhalte unberücksichtigt bleiben. Eine Weigerung, sich anderen Persönlichkeitsanteilen zuzuwenden oder die Tendenz, bestimmte Bereiche im geheimen Einverständnis mit der Patientin unbeachtet zu lassen, kann dazu führen, dass auch weitere konfliktbesetzte Dynamiken unerwähnt bleiben und die Behandlung auf diese Weise zum Stillstand kommt. Grundsätzlich sollten so viele Persönlichkeitsanteile angesprochen und in die Therapie eingebunden werden wie möglich (Kluft, 2006).

Ziel dieses Prozesses ist es, dass die verschiedenen Anteile ihre Ängste voreinander schrittweise überwinden; sie sollen sich in ihren andersartigen Qualitäten akzeptieren lernen. Im Einzelnen kann zunehmende Integration bedeuten, dass Persönlichkeitsanteile beginnen, sich gegenseitig zu beobachten, um ihre Unterschiedlichkeit wertzuschätzen, im Alltag zunehmend erfolgreich zusammenzuarbeiten und ihre Erfahrungen mit der Therapie und der Therapeutin auszutauschen. Manchmal sind wichtige Bewältigungsressourcen mit einem bestimmten Persönlichkeitsanteil verbunden, der momentan nicht zugänglich ist. Diese Anteile zu kontaktieren kann von größter Bedeutung sein. Überhaupt können »Kooperationen« verschiedener Persönlichkeitsanteile initiiert werden. Meist lassen sich Aufgaben finden, die ein gemeinsames Vorgehen zweier oder mehrerer Anteile geboten erscheinen lassen. Reifere Anteile können angehalten werden, sich um Kindanteile zu kümmern. Auf diese Weise können die regressiven Bedürfnisse der Kindanteile vorteilhaft durch die Patientin selbst mithilfe reiferer Persönlichkeitsanteile symbolisch befriedigt werden – wie dies bereits im Kapitel zur »Arbeit mit inneren Kindanteilen« beschrieben wurde.

Die Technik des »Blending« (Mattheß & Nijenhuis, 2013) sieht vor, dass zwei Persönlichkeitsanteile kooperieren, um zu erreichen, dass jener Anteil, der vor einer Schwierigkeit steht oder ein Kompetenzdefizit aufweist, die Fähigkeiten des jeweils anderen Anteils zu nutzen lernt, um so sein Problem besser lösen zu können. Voraussetzung hierfür ist eine wertschätzende Haltung der Anteile untereinander. Die kooperative Beziehung der beiden Anteile kann zum Beispiel mit bilateraler Stimulation oder einer anderen Verankerungstechnik verstärkt werden.

Häufig diskutiert wird die Frage, inwieweit Persönlichkeitsanteile direkt von der Therapeutin angesprochen oder indirekt über eine Ansprache des gesamten Persönlichkeitssystems kontaktiert werden sollten. Einige Autoren wie Richard P. Kluft plädieren für eine direkte Ansprache und führen zur Begründung an, dass so im Vergleich zur indirekten Ansprache stärkere Effekte auf die Persönlichkeit erzielt würden. Dagegen steht die in dem hier präsentierten Konzept vertretene Auffassung, dass die Integration der Persönlichkeit stärker gefördert wird, wenn die Persönlichkeit als Ganzes – beispielsweise über das »Durchsprechen« – angesprochen und zu einem inneren Dialog angeregt wird. Auf eine direkte Ansprache von Persönlichkeitsanteilen sollte nur dann zurückgegriffen werden, wenn die indirekte Ansprache keine Wirkung zeigt oder wenn das Agieren destruktiver Anteile nach einer direkt begrenzenden Reaktion verlangt.

Es soll nicht unerwähnt bleiben, dass die Arbeit mit unterschiedlichen Persönlichkeitsanteilen nicht bei allen Patienten mit einer schweren dissoziativen Störung möglich ist. Die Ängste der Persönlichkeitsanteile untereinander können so groß sein, dass eine solche Arbeit als Bedrohung für das gesamte Persönlichkeitssystem erlebt würde. Immer sollte auch die Gefahr gesehen werden, dass eine unsachgemäße Arbeit nicht nur die Tendenz zur Integration behindern, sondern ebenso eine weitere Fixierung der Aufspaltung bewirken kann. Aus diesem Grunde sollten sich besonders in der Arbeit mit dissoziativen Patienten unerfahrene Therapeuten hüten, noch nicht präsent gewesene Persönlichkeitsanteile aktiv und direkt anzusprechen oder »herauszulocken« oder sie gar dazu zu animieren, neue und »passendere« Anteile zu entwickeln.

Nicht selten kommt es vor, dass Fortschritte bei der Integration bisher abgespaltenen Materials von anderen Persönlichkeitsanteilen mit Skepsis und Unmut zur Kenntnis genommen werden. Sie können dies durch Zunahme von Symptomen oder durch die Lautstärke innerer Stimmen kundtun. Wenn Patienten wichtiges Material zurückhalten und nicht in die Therapie einbringen, liegt dies weniger an unbewussten Widerständen, vielmehr entstammt es der bewussten Entscheidung oder Weigerung bestimmter Persönlichkeitsanteile. Ein respektvoller Umgang mit den Anteilen und ein behutsames und langsames Vorgehen ist der beste Weg, um sie davon zu überzeugen, dass es besser ist, Informationen nicht zurückzuhalten, sondern dem System und der Therapie zur Verfügung zu stellen (Kluft, 2006, 2011; Mattheß & Sack, 2010; Reddemann et al., 2011; Steele et al., 2017).

Zugang zu dissoziativ abgewehrten oder vermiedenen Inhalten

Es gehört zu den therapeutischen Zielen in der Behandlung dissoziativer Störungen, den Patienten Zugang zu den durch dissoziative Reaktionsmuster abgewehrten konflikthaften oder traumatischen Inhalten – Affekten, Vorstellungen, Erinnerungen und Körperempfindungen – zu verschaffen, um diese in das Alltagsbewusstsein zu integrieren und für eine Mitwirkung bei adaptiven Konfliktlösungen zu gewinnen.

Im Einzelnen richtet sich das therapeutische Vorgehen nach den strukturellen Gegebenheiten der Patienten. Bei höher strukturierten Personen kann – etwa bei einer Patientin mit einer Konversionssymptomatik auf hohem Strukturniveau – die »klassische« abwehranalytische Bewusstmachung unbewusster Konflikte durch klärende, konfrontierende und deutende Interventionen zu einem Rückgang einer dissoziativen Symptomatik führen.

Es finden sich fließende Übergänge zwischen dissoziativen Reaktionen, die als unbewusste Abwehrvorgängen aufzufassen sind, und einer halb bewussten Neigung, konflikthaften, ängstigenden oder schambesetzten Gedanken, Gefühlen oder Erinnerungen durch ein »Wegdissoziieren« vermeidend aus dem Wege zu gehen. Wenn Letzteres überwiegt, bedarf es, um Zugang zu den abgewehrten oder vermiedenen Inhalten zu erlangen, aufseiten der Patientin einer selbstverantwortlichen Bereitschaft, aktiv im Hier und Jetzt bleiben zu wollen (Putnam, 2003; van der Hart et al., 2008). Dazu werden die Patienten aufgefordert, frühzeitig auf subtile Änderungen ihrer Bewusstseinslage zu achten. Auch wenn es ihnen zunächst so scheint, als träten die dissoziative »Aussetzer« schlagartig und unkontrollierbar ein, so zeigt sich bei näherem Hinsehen, dass die dissoziativen Bewusstseinseinbrüche zunächst ein Übergangsstadium getrübten oder veränderten Bewusstseins durchlaufen, bevor der Wechsel in einen anderen Bewusstseinszustand einsetzt.

Dieses Stadium des Übergangs, das mitunter auch kurz sein kann, gilt es zu nutzen, um zugrunde liegende Auslöser wahrzunehmen und um mithilfe reorientierender Maßnahmen ein »Wegdriften« zu verhindern. Dabei kann ein Nachfragen der Therapeutin, was die Patientin aktuell im Inneren erlebt, diese bei ihrem Bemühen unterstützen, im Hier und Jetzt zu bleiben. Frühwarnzeichen können affektive Anspannungszustände, aber auch individuell unterschiedliche veränderte Muster der Wahrnehmung oder des emotionalen Erlebens sein. Mit einiger Übung erfahren die meisten Patienten, die bisher angenommen haben, dass ihre Dissoziationen plötzlich und unvorhersehbar einsetzen, dass sie sich im Gegenteil mit Vorboten ankündigen und allmählich an Ausprägung zunehmen.

Eine zunehmend verbesserte Fähigkeit, Auslösemomente für dissoziatives Reagieren zu identifizieren, kann einerseits zur Kontrolle der Dissoziationsneigung beitragen und andererseits die Patientin mit ihren abgewehrten Inhalten in Kontakt bringen. Die Therapeutin sollte nicht versäumen, der Patientin zu vermitteln, dass eine bessere Kontinuität des Erlebens um den Preis erkauft wird, dass auch negative emotionale Zustände vermehrt ausgehalten werden müssen. Dies setzt wiederum die Bereitschaft voraus, sich aktiv um Strategien der Emotionsregulierung zu bemühen.

Während die meisten Patienten mit einer dissoziativen Störung die Erinnerungslücken als störend und beeinträchtigend erleben, kann es manchmal notwendig sein, eine Veränderungsmotivation zu erarbeiten, bei der den Patienten die Nachteile der Erlebensdiskontinuität vor Augen geführt werden. Zwar wird – besonders bei leichteren Formen – die Dissoziationsneigung insgesamt zurückgehen, wenn es gelingt, die Emotionsregulation zu verbessern und problematische Konfliktbereiche sowie traumatische Erinnerungen durchzuarbeiten, doch sollten sich die Patienten darauf nicht verlassen. Da sich nämlich die Neigung, auf Problemsituationen aller Art mit Dissoziationen zu reagieren, häufig bereits stark verselbstständigt hat, wird die Dissoziationsneigung auch nach Durcharbeitung möglicher Konfliktbereiche vermutlich nicht vollständig zurückgehen. Aus diesem Grund sind die Patienten gut beraten, aktiv und selbstwirksam an der Dissoziationskontrolle zu arbeiten.

Arbeit mit traumatischen Erinnerungen

Erinnerungen an traumatische Erfahrungen können in unterschiedlichem Maße durch dissoziative Mechanismen eingeschränkt sein. Oft sind Erinnerungen an traumatische Erfahrungen vorhanden, doch sind die Details der Erfahrungen durch dissoziative Mechanismen dem Bewusstsein entzogen.

Meist sind es Traumatisierungen der Kindheit, die nur unscharf erinnert werden können, während die Erinnerungen an Traumatisierungen der jüngeren Vergangenheit oder in der Gegenwart klarer erinnerlich sind. Dennoch können dissoziative Mechanismen auch bei schwerwiegenden Traumatisierungen der jüngeren Vergangenheit die Erinnerung einschränken. So waren Überlebende des Holocaust, deren Erinnerungen nur wenige Jahre zurücklagen, oft außerstande, die genauen Abläufe der traumatischen Ereignisse zu rekonstruieren. Bei sehr ausgeprägter Dissoziationsneigung können Erinnerungen an Traumata der Kindheit ganz der Dissoziation unterliegen; es kann vorkommen, dass die Erinnerung an Jahre der Kindheit bis hin zur Adoleszenz weitgehend fehlt.

Das Ziel in der Traumabearbeitung besteht auch bei Patienten mit dissoziativen Störungen darin, die mit den traumatischen Erinnerungen verbundenen schmerzhaften Gefühle so zu verarbeiten, dass sie eine symbolische Repräsentanz erhalten, lebensgeschichtlich eingeordnet werden können und nicht mehr als Bedrohung in die Gegenwart hineinwirken. An die Stelle des eher »unreifen« Dissoziierens soll die »reifere« Abwehrform der Verdrängung, an die Stelle von Abspaltung die Möglichkeit konflikthaften, integrierenden Erlebens treten. Je besser die traumatischen Erinnerungen integriert sind, desto geringer wird die Wahrscheinlichkeit, dass sie unkontrolliert als Flashbacks in das Alltagsbewusstsein einbrechen oder spontane Reaktionen auslösen, die für die Gegenwart unangemessen bis schädigend sind. Jedoch sollte die Entscheidung, den Patienten mit dissoziativen

Störungen die Arbeit an traumatischen Erinnerungen oder Erinnerungsfragmenten vorzuschlagen, wohl abgewogen sein. Dabei sind die folgenden Hinweise hilfreich:

- *Erinnerungshilfen:* In Fällen schwerer personaler Traumatisierungen der jüngeren Vergangenheit, bei denen die Erinnerungen an Details und Abläufe nur eingeschränkt zugänglich sind, kann es notwendig sein, die Betroffenen *aktiv* bei der Erinnerungsarbeit zu unterstützen und mit ihnen *gemeinsam* die Bruchstücke des Erinnerten zusammenzusetzen. So war bei Opfern des Holocaust in den meisten Fällen die Rückgewinnung der Erinnerung an die Realität der Traumaerfahrung eine wichtige erste Phase der therapeutischen Arbeit. Bei ihnen ging es um die Rekonstruktion der psychischen Repräsentation in einer inneren, posttraumatischen Landschaft der Leere und Zerstörung. Die Schaffung einer kohärenten Erzählung hatte für sie eine grundlegende Funktion, um die Erfahrungen als bedeutsam, wahr und real einordnen zu können (Grubrich-Simitis, 1979).
- *Traumakonfrontative Arbeit:* Beim Vorliegen einer dissoziativen Pathologie sollte eine traumakonfrontative Arbeit – auch dann, wenn Stabilität im Sinne von Alltagsfunktionalität vorliegt – mit höchster Vorsicht und in sehr kleinen Schritten erfolgen, da mit dem Durchbrechen der dissoziativen Barriere bisher nicht zugängliches traumatisches Erinnerungsmaterial unkontrolliert einfluten kann. Man spricht hier auch von »fraktionierter Abreaktion«. Sie besteht darin, dass die traumakonfrontative Arbeit in kleine Portionen aufgeteilt und durch ressourcenaktivierende und reorientierende Interventionen abgesichert wird (Fine, 2011; Kluft, 2011).
- *Gegenwart vor Vergangenheit:* Bei Traumatisierungen, die nur in ihren zentralen Aspekten, nicht aber in den Details erinnert werden, gilt im Allgemeinen die Regel, dass traumakonfrontative Arbeit umso sicherer erfolgen kann, je klarer die Erinnerungen an die traumatischen Ereignisse sind und je eher diese als Abläufe mit einem Anfang und einem Ende erinnert werden können. Da in der Regel Traumatisierungen der jüngeren Vergangenheit klarer erinnert

werden, empfiehlt es sich so gut wie immer, die traumakonfrontative Arbeit mit diesen zu beginnen und erst nach deren Aufarbeitung zur Arbeit mit früheren Traumatisierungen überzugehen. Als allgemeine Regel gilt: Je komplexer die Traumatisierung und je mehr dissoziative Symptome deutlich werden, desto eher sollten die nahe Zukunft und die Gegenwart im Fokus der Therapie stehen.

- *Respektvolles Vorgehen:* Selbst bei langen Therapien kann es vorkommen, dass nur diffuse Hinweise auf Traumatisierungen vorliegen, aber keine konkreten Erinnerungen auftauchen. Dies sollte respektiert und auch akzeptiert werden, denn es mag gute Gründe geben, warum eine konkrete Erinnerung nicht sein darf.

Inzwischen liegen bewährte und schonende Modifikationen traumakonfrontativer Methoden vor, die ein fraktioniertes Durcharbeiten ermöglichen. Dabei kommt es in besonderem Maße darauf an, im Toleranzfenster zu bleiben; weder darf es zu einer extremen Aktivierung mit intensivem Körpererleben von Schmerzen oder Anspannungszuständen noch zu Vermeidungsreaktionen mit weiteren Dissoziationen des Erlebens kommen. Eine Methode, die sich gut mit einem psychodynamischen Vorgehen kombinieren lässt, ist das EMDR (Eye Movement Desensitization and Reprocessing; Shapiro 2013). Allerdings muss an dieser Stelle erwähnt werden, dass die Anwendung von EMDR im Rahmen tiefenpsychologisch fundierter und analytischer Psychotherapien nach den deutschen Psychotherapie-Richtlinien bisher nur für die Indikation bei einer Posttraumatischen Belastungsstörung gestattet ist. Wegen der hohen Komorbidität zwischen schweren dissoziativen Störungen und der PTBS dürften die Voraussetzungen für ihre Anwendung jedoch in den meisten Fällen vorliegen.

Bei der Anwendung von EMDR bei dissoziativen Störungen sollten wichtige Modifikationen gegenüber dem Standardprotokoll vorgenommen werden:

- Eine dieser Modifikationen ist in dem »umgekehrten Standardprotokoll« (Hofmann, 2014) realisiert, das vorsieht, nicht mit Kindheitstraumatisierungen, sondern mit Traumatisierungen der jüngeren Vergangenheit oder mit traumaassoziierten Alltagsstressoren der Gegenwart zu beginnen.

- Außerdem wurde die EMDR-Methode der CIPOS-Technik (Constant Installation of Present Orientation and Safety; Knipe, 2007; dt. Version: Hofmann, 2014) entwickelt, die dem Grundmodell der sogenannten Pendeltechniken (Fine & Berkowitz, 2001; Fine, 2011) folgt und mit maximaler Ressourcenaktivierung und ultrakurzen Traumaexpositionen arbeitet. Vor jeder neuen Exposition wird das Gefühl der Sicherheit und Gegenwartsorientierung in der therapeutischen Situation mit bilateralen kurzen Stimulationen verstärkt.
- Schonend und geeignet, um den Belastungsgrad für besonders vulnerable Persönlichkeitsanteile abzusenken, ist auch die neuere »Tip-of-the-finger«-Technik (González & Mosquera, 2012), bei der – ähnlich der Fingerspitze einer Hand – als periphere Ausläufer eines größeren Traumanetzwerkes ausschließlich aktuelle Trigger der Erinnerungen im Hier und Jetzt, nicht aber die ursprüngliche Traumaerinnerung mittels bilateraler Stimulation bearbeitet werden.

Prinzipiell können traumakonfrontative Interventionen, zum Beispiel mit modifiziertem EMDR, auch in der Behandlung von Patienten mit einer Dissoziativen Identitätsstörung wichtige therapeutische Elemente sein. Allerdings sind Besonderheiten zu beachten: So gilt hier die Forderung, Konsens im Persönlichkeitssystem anzustreben und möglichst viele Anteile in die Konsensbildung einzubeziehen, in ganz besonderer Weise (ebd.). Daher sollte diese Arbeit wegen der nicht zu unterschätzenden Gefahr einer unkontrollierten Aktivierung destruktiver Persönlichkeitsanteile bei einem Hintergrund grausamster Misshandlungen und brutalster Gewalt Therapeuten vorbehalten bleiben, die in der traumakonfrontativen Behandlung mit dissoziativen Patienten erfahren sind. Zu groß ist die Gefahr, dass die Verarbeitungskapazität der meist kindlichen Persönlichkeitsanteile falsch eingeschätzt wird und während des Prozessierens die notwendige Orientierung im Hier und Jetzt verloren geht.

Ebenso leicht kann es vorkommen, dass einflussreiche Persönlichkeitsanteile, die einer Traumaaufdeckung skeptisch bis ablehnend gegenüberstehen, nicht genügend in die Prozesse der Entscheidung für oder gegen die Durcharbeitung bestimmter Traumaerinnerungen eingebunden werden und anschließend ernsthafte Probleme der Sicherheit durch Strafmaßnahmen in Form von Selbstschädigungen und Suizidalität erzeugen. Übersehen wird auch oft das Ausmaß der Scham, das bei der Durcharbeitung mobilisiert werden und Suizidgedanken auslösen kann, oder auch der Schuldgefühle, wenn sich herausstellt, dass die Patientin ihrerseits bei Misshandlungen, oft unter Druck der Täter, mitgewirkt hat.

Konfliktbearbeitung und Unterstützung weiterer Entwicklungsschritte

In der letzten Phase der Psychotherapie sollten dissoziative Patienten über eine deutlich bessere Steuerung ihrer dissoziativen Symptomatik und über eine verbesserte Integration der Persönlichkeitsanteile verfügen können. Dissoziatives Reagieren bei Stressbelastung und unkontrollierte Wechsel von Persönlichkeitsanteilen dürften deutlich seltener geworden sein; wenn diese Reaktionsmuster auftreten, sollten die Betroffenen zügig Zugang zu den abgewehrten Erinnerungen und Affekten erlangen und diese bearbeiten können. Soweit möglich, sind wichtige Ich-Funktionen gestärkt und traumatische Erinnerungsfragmente mittels schonender traumakonfrontativer Methoden entschärft worden.

Durch diese störungsorientierten Interventionen sind die Voraussetzungen geschaffen, dass sich die Therapie in der letzten Phase stärker einem konfliktorientierten Vorgehen annähern kann. Nach wie vor wird es zu Inszenierungen prozedural abgespeicherter traumatischer Beziehungsmuster kommen, die nun reflektierend verstanden werden können. Ihre Bearbeitung kann von großer Bedeutung sein, um vor der Gefahr der Reviktimisierung zu schützen.

Im traumatherapeutischen Verständnis beinhaltet die letzte Phase der »Reintegration« eine umfassende Trauerarbeit um die verlorene Kindheit und die erlittenen Verletzungen sowie eine konfliktorientierte Bearbeitung der zahlreichen intrapsychischen und interpersonellen Konfliktthemen, die wegen der vorherrschenden Traumafolgesymptomatik aus dem Blickfeld geraten waren. Tatsächlich sind diese Prozesse nicht auf die letzte Phase der *Therapie* beschränkt, sondern sollten, wann immer möglich, aber durchaus in kleinen Schritten, auch in früheren Phasen zum Zuge kommen.

Angesichts des Schweregrades dissoziativer Störungen, die mit einer Aufspaltung des Persönlichkeitssystems einhergehen, sind Langzeittherapien unerlässlich. In vielen Fällen wird eine komplette Integration des Persönlichkeitssystems nicht erreicht werden; doch können auch therapeutische Teilerfolge für die betroffenen Patienten mit einem großen Gewinn verbunden sein und sollten daher die ihnen gebührende Wertschätzung erfahren. Ein Rest dissoziativer Pathologie wird in der Regel bleiben und in Notfallsituationen werden viele Patienten noch auf ihre ursprünglichen Mechanismen und Symptome zurückgreifen – was dennoch mit einem ausreichend guten Therapieergebnis vereinbar ist, wenn die Personen den Rückfall in das alte dissoziative Reaktionsmuster bemerken und dieses anschließend wieder korrigieren können.

Schlussbemerkungen

Die Vielfalt und Breite der dissoziativen Phänomene, die von Alltagserscheinungen ohne Krankheitswert bis zu schwerer Psychopathologie reichen, und die zahlreichen Versuche, diese Vielfalt klassifikatorisch einzugrenzen, macht verständlich, dass es nicht leicht ist, einen Überblick über dieses unübersichtliche und gleichwohl bedeutsame Feld zu gewinnen. Mit der neuen ICD-11 wurden im Bereich der dissoziativen und posttraumatischen Störungsbilder bedeutsame Neuerungen eingeführt, die im Vergleich zu älteren Klassifikationen dem aktuellen Stand von Diagnostik und Therapie besser entsprechen. Sie spiegeln die zunehmenden Bemühungen wider, der wichtigen und großen Gruppe von Patienten, die unter dissoziativen Störungen leiden, besser gerecht zu werden als es über lange Zeit der Fall war.

Nicht auf den ersten Blick erkennbar und den deskriptiven Klassifikationen nicht ohne Weiteres zu entnehmen ist der Sachverhalt, dass dissoziative Symptome in einem Fall Folge einer Defokussierung der Aufmerksamkeit und Absorption sein können, ohne dass damit eine nennenswerte Beeinträchtigung der Persönlichkeitsorganisation verbunden ist, während sie in anderen Fällen Ausdruck einer tiefen strukturellen Störung mit klinisch aufgespaltener Persönlichkeit und unzureichend integrierten Selbstzuständen sind. Doch damit nicht genug: Es finden sich auch Störungsbilder, bei denen dissoziative Mechanismen zu einer Aufspaltung und Desintegration der Persönlichkeit beitragen, ohne dass manifeste dissoziative Symptome vorliegen. Zur Bezeichnung dieser Vorgänge, die im psychodynamischen Sprachgebrauch mit dem Begriff »Spaltung« beschrieben wurden, hat sich in den letzten Jahren der Begriff der Dissoziation durchgesetzt.

Die Ausführungen zum therapeutischen Vorgehen sollten zeigen, dass es für psychodynamisch orientierte Psychotherapeuten äußerst lohnend sein kann, sich auf die Arbeit mit dissoziativen Patienten einzulassen. Sie erfordert einen gewissen Mut, um ungewohnte therapeutische Wege zu gehen – nicht nur im Hinblick auf die Integration von Methoden und Techniken, die nicht zum ursprünglichen Inventar der psychodynamischen Behandlungstechnik gehören. Auch die Aufgabe, einen angemessenen therapeutischen Umgang mit den wechselnd präsenten und oft auch widersprüchlichen Persönlichkeitsteilen zu finden, kann, angesichts der ebenso wechselnden Muster von Übertragung und Gegenübertragung, für die Behandler eine nicht geringe Herausforderung bedeuten.

Gerade hier ist ein psychodynamisches Beziehungsverständnis mit der Bereitschaft zu einem reflektierenden Umgang mit den Phänomenen von Übertragung und Gegenübertragung in hohem Maße gefragt. Nicht zuletzt wegen ihrer besonderen Expertise im Verständnis von Beziehungsaspekten sollten sich psychodynamische Psychotherapeuten ermutigt fühlen, sich mit Engagement und fachlichem Interesse gerade der Gruppe von Patienten mit dissoziativen Störungen zuzuwenden. Auch wenn die Evidenzbasierung der neuen Therapieansätze aus störungsimmanenten Gründen noch immer schwierig ist, bieten sie genug Anlass zu Optimismus und Zuversicht, dass Patienten mit schweren dissoziativen Störungen, die die Last schwerster Traumatisierungen zu tragen haben, in zunehmendem Maße eine angemessene Behandlung finden werden.

Literatur

Abram, J. (2012). D. W. W.'s Notes on the Vienna congress 1971: A consideration of Winnicott's theory of aggression and its clinical implications. In ders., *Donald Winnicott today* (S. 302–330). London: Routledge.

APA – American Psychiatric Association (1986). *Diagnostisches und statistisches Manual psychischer Störungen: DSM-III.* Weinheim: Beltz.

APA – American Psychiatric Association (1996). *Diagnostisches und statistisches Manual psychischer Störungen DSM-IV.* Göttingen: Hogrefe.

APA – American Psychiatric Association (2015). *Diagnostische Kriterien DSM-5.* Hrsg. v. Falkai, P. & Wittchen, H. U. Göttingen: Hogrefe.

Aron, L. & Harris, A. (2010). Sándor Ferenczi: Discovery and rediscovery. *Psychoanalytic Perspectives, 7*(1), 5–42.

Avdibegovic, E. (2012). Contemporary concepts of dissociation. *Psychiatria Danubina, 24*(3), 367–372.

AWMF online (2019). Posttraumatische Belastungsstörung. S3-Leitlinie der Deutschsprachigen Gesellschaft für Psychotraumatologie (DeGPT). https://www.awmf.org/uploads/tx_szleitlinien/155-001l_S3_Posttraumatische_Belastungsstoerung_2020-02_1.pdf

Balint, M. (1949). Sándor Ferenczi, Obit 1933. *The International Journal of PsychoAnalysis, 30*, 219.

Bateman, A. & Fonagy, P. (2008). *Psychotherapie der Borderline-Persönlichkeitsstörung.* Gießen: Psychosozial-Verlag.

Berman, E. (1981). Multiple personality: psychoanalytic perspectives. *The International Journal of PsychoAnalysis, 62*, 283–300.

Bion, W. R. (1990 [1962]). *Lernen durch Erfahrung.* Frankfurt a. M.: Suhrkamp.

Bleuler, E. (1975 [1916]). *Lehrbuch der Psychiatrie* (13. Aufl.). Berlin: Springer.

Bohleber, W. (2016). Dissoziation – Abwehr – Spaltung: Psychoanalytische Konzeptionen. In Eckhardt-Henn, A. & Spitzer, C. (Hrsg.), *Dissoziative Bewusstseinsstörungen* (S. 144–155). Stuttgart: Schattauer.

Boon, S. & Draijer, N. (1993). The differentiation of patients with MPD or DDNOS from patients with a cluster B personality disorder. *Dissociation: Progress in the Dissociative Disorders, 6*, 126–135.

Boon, S. & Mattheß, H. (2007). IDSTS – Interview für Dissoziative Störungen und Traumabezogene Symptome. https://www.bistum-muenster

.de/fileadmin/user_upload/Website/Downloads/Rat-Hilfe/Sekten-und-Weltanschauungsfragen/2019-05-18-TADS-I-deutsch.pdf

Boon, S., Steele, K. & van der Hart, O. (2013). *Traumabedingte Dissoziation bewältigen. Ein Skills-Training für Klienten und ihre Therapeuten.* Paderborn: Junfermann.

Brand, B. L. (2001). Establishing safety with patients with Dissociative Identity Disorder. *Journal of Trauma and Dissociation, 2,* 133–155.

Brand, B. L., Myrick, A. C., Loewenstein, R. J. et al. (2012). A survey of practices and recommended treatment interventions among expert therapists treating patients with dissociative identity disorder and dissociative disorder not otherwise specified. *Psychological Trauma: Theory, Research, Practice, and Policy, 4*, 490–500.

Brenner, I. (2018). *Die dunkle Materie der Seele. Dissoziation und Dissoziative Identitätsstörung als Folge schwerer Traumatisierungen.* Gießen: Psychosozial-Verlag.

Breuer, J. & Freud, S. (1893a). Über den psychischen Mechanismus hysterischer Phänomene. In Freud, S., *GW Nachtragsband,* S. 181–195.

Breuer, J. & Freud, S. (1895d). Studien über Hysterie. In Freud, S., *GW I,* S. 75–312; *Nachtragsband,* S. 217–310.

Bromberg, P. M. (1998). *Standing in the spaces: Essays on clinical process, trauma & dissociation.* Hillsdale, NJ: Analytic Press.

Brown, D. R., Scheflin, A. W. & Hammond, D. C. (1997). *Memory, trauma, treatment, and the law.* New York: Norton.

Chu, J. A. (1998). *Rebuilding shattered lives.* New York: John Wiley & Sons.

Clarkin, J. F., Yeomans, F. & Kernberg, O. F. (2008). *Psychotherapie der Borderline-Persönlichkeit. Manual zur psychodynamischen Therapie* (2. Aufl.). Stuttgart: Schattauer.

Cloitre, M., Courtois, C. A., Charuvastra, A. et al. (2011). Treatment of complex PTSD. Results of the ISTSS expert clinician survey on best practices. *Journal of Traumatic Stress, 24*, 615–627.

Dalenberg, C. J. (2000). *Countertransference and the treatment of trauma.* Washington, D. C.: American Psychological Association.

Dalenberg, C. J., Brand, B. L., Gleaves, D. H. et al. (2012). Evaluation of the evidence for the trauma and fantasy models of dissociation. *Psychological Bulletin, 138*, 550–588.

Daniels, J. (2008). Sekundäre Traumatisierung. Interviewstudie zu berufsbedingten Belastungen von Therapeuten. *Psychotherapeut, 53*, 100–107.

Davies, J. M. & Frawley, M. G. (1994). *Treating the adult survivor of childhood sexual abuse: A psychoanalytic perspective.* New York: Basic Books.

Dell, P. F. & O'Neil, J. A. (Hrsg.). (2009). *Dissociation and the Dissociative Disorders: DSM-V and beyond.* New York: Routledge.

Deneke, F.-W. (2013). *Psychodynamik und Neurobiologie. Dynamische Persönlichkeitstheorie und psychische Krankheit. Eine Revision psychoanalytischer Basiskonzepte.* Stuttgart: Schattauer.

Dickes, R. (1965). The defensive function of an altered state of consciousness: A hypnoid state. *Journal of the Psychoanalytic Association, 13*, 356–403.

Dupont, J. (1988). Ferenczi's madness. *Contemporary Psychoanalysis, 24*, 250–261.

Eckhardt-Henn, A. & Spitzer, C. (Hrsg.). (2017). *Dissoziative Bewusstseinsstörungen. Grundlagen, Klinik, Therapie* (2. Aufl.). Stuttgart: Schattauer.

Ehlert, M. & Lorke, B. (1988). Zur Psychodynamik der traumatischen Reaktion. *Psyche – Zeitschrift für Psychoanalyse, 6*, 502–532.

Ehlert-Balzer, M. (1996). Das Trauma als Objektbeziehung. *Forum der Psychoanalyse, 12*, 291–314.

Ellenberger, H.F. (1996). *Die Entdeckung des Unbewußten.* Bern: Huber.

Engel, G.L. (1959). Psychogenic pain and the pain prone patient. *American Journal of Medicine, 26*, 899–918.

Fairbairn, W.R.D. (1949). Steps in the development of an object-relations theory of the personality. In ders., *Psychoanalytic studies of the personality.* London: Routledge & Kegan Paul.

Fairbairn, W.R.D. (2000 [1943]). *Das Selbst und die inneren Objektbeziehungen. Eine psychoanalytische Objektbeziehungstheorie.* Gießen: Psychosozial-Verlag.

Federn, P. (1958). *Ichpsychologie und die Psychosen.* Frankfurt a.M.: Suhrkamp.

Fenichel, O. (1975 [1945]). *Psychoanalytische Neurosenlehre.* Olten: Walter.

Ferenczi, S. (1972 [1933]). Sprachverwirrung zwischen den Erwachsenen und dem Kind. In ders., *Schriften zur Psychoanalyse, Bd. 2* (S. 303–313). Frankfurt a.M.: Fischer.

Ferenczi, S. (2013 [1932]). *Das klinische Tagebuch.* Gießen: Psychosozial-Verlag.

Ferenczi, S. & Rank, O. (2009 [1924]). *Entwicklungsziele der Psychoanalyse.* Wien: Turia & Kant.

Fine, C.G. (2011). Zielorientiertes Integrationsmodell – ein kognitives Therapiemodell für die Behandlung der dissoziativen Identitätsstörung und ihr verwandter Störungen. In Reddemann, L., Hofmann, A. & Gast, U. (Hrsg.), *Psychotherapie der dissoziativen Störungen* (3. Aufl.; S. 103–127). Stuttgart: Thieme.

Fine, C. & Berkowitz, A. (2001). The Wreathing Protocol: The imbrication of hypnosis and EMDR in the treatment of dissociative identity disorder and other dissociative responses. *American Journal of Clinical Hypnosis, 43*, 275–290.

Fonagy, P., Gergely, G., Jurist, E.L. & Target, M. (2011). *Affektregulierung, Mentalisierung und die Entwicklung des Selbst* (4. Aufl.). Stuttgart: Klett-Cotta.

Freud, A. (2012 [1936]). *Das Ich und die Abwehrmechanismen.* Frankfurt a.M.: S. Fischer.

Freud, S. (1894a). Die Abwehr-Neuropsychosen. Versuch einer psychologischen Theorie der acquirierten Hysterie, vieler Phobien und Zwangsvorstellungen und gewisser hallucinatorischer Psychosen. In ders., *GW I*, S. 59–74.

Freud, S. (1912g) Einige Bemerkungen über den Begriff des Unbewußten in der Psychoanalyse. In ders., *StA. III*, S. 25–36.

Freud, S. (1914d). Zur Geschichte der psychoanalytischen Bewegung. In ders., *GW X*, S. 43–113.

Freud, S. (1920g). Jenseits des Lustprinzips. In ders., *GW XIII*, S. 1–69.

Freud, S. (1923b). Das Ich und das Es. In ders., *GW XIII*, S. 237–289.

Freud, S. (1925h). Die Verneinung. In ders., *GW XIV*, S. 11–15.

Freud, S. (1926d). Hemmung, Symptom und Angst. In ders., *GW XIV*, S. 111–205.

Freud, S. (1933c). Sándor Ferenczi. *The International Journal of Psycho-Analysis, 14*, 297–299.

Freud, S. (1986). *Briefe an Wilhelm Fließ 1887–1904* (ungek. Ausg.). Hrsg. v. J.M. Masson. Frankfurt a.M.: Fischer.

Freyberger, H.J., Spitzer, C. & Stieglitz, R.D. (1999). *Fragebogen zu Dissoziativen Symptomen FDS. Testmanual.* Bern, Göttingen: Huber.

Freyd, J. & Birrell, P. (2013). Blind to betrayal: Why we fool ourselves we aren't being fooled. *The Criminologist, 38*, 60–61.

Gasser, R. (1997). *Nietzsche und Freud.* Berlin: de Gruyter.

Gast, U. (2011). Dissoziative Identitätsstörung – valides und dennoch reformbedürftiges Konzept. In Reddemann, L., Hofmann, A. & Gast, U. (Hrsg.), *Psychotherapie der dissoziativen Störungen* (S. 24–35). Stuttgart: Thieme.

Gast, U., Rodewald, F., Kersting, A. & Emrich, H.M. (2001). Diagnostik und Therapie Dissoziativer (Identitäts-)Störungen. *Psychotherapeut, 46*, 289–300.

Gast, U. & Wabnitz, P. (2014). *Dissoziative Störungen erkennen und behandeln.* Stuttgart: Kohlhammer.

Gast, U. & Wirtz, G. (Hrsg.). (2016). *Dissoziative Identitätsstörung bei Erwachsenen. Expertenempfehlungen und Praxisbeispiele.* Stuttgart: Klett-Cotta.

Glover, E. (1932). A psycho-analytical approach to the classification of mental disorders. *Journal of Mental Science, 78*, 819–842.

González, A. & Mosquera, D. (Hrsg.). (2012). *EMDR and Dissociation: The Progressive Approach.* Charleston: Amazon.

Gottlieb, R.M. (1997). Does the mind fall apart in multiple personality disorder? Some proposals based on a psychoanalytic case. *Journal of the American Psychoanalytic Association, 45*, 907–932.

Grubrich-Simitis, I. (1979). Extremtraumatisierung als kumulatives Trauma. Psychoanalytische Studien über seelische Nachwirkungen der Konzentrationslagerhaft bei Überlebenden und ihren Kindern. *Psyche – Zeitschrift für Psychoanalyse, 33*, 991–1023.

Grubrich-Simitis, I. (1984). Vom Konkretismus zur Metaphorik. Gedanken zur psychoanalytischen Arbeit mit Nachkommen der Holocaust-Generation – anlässlich einer Neuerscheinung. *Psyche – Zeitschrift für Psychoanalyse, 38*, 1–28.

Hirsch, M. (1997). *Schuld und Schuldgefühl – Zur Psychoanalyse von Trauma und Introjekt.* Göttingen: Vandenhoeck & Ruprecht.

Hirsch, M. (1998). Körper und Nahrung als Objekte bei Anorexie und Bulimie. In ders. (Hrsg.), *Der eigene Körper als Objekt. Zur Psychodynamik selbstdestruktiven Körperagierens* (S. 221–228). Gießen: Psychosozial-Verlag.

Hirsch, M. (2010). Körperdissoziation als Traumafolge. *Psyche – Zeitschrift für Psychoanalyse, 64*, 193–211.

Hofmann, A. (2014). *EMDR. Praxishandbuch zur Behandlung traumatisierter Menschen.* Stuttgart: Thieme.

Holmes, E. A., Brown, R. J., Mansell, W. et al. (2005). Are there two qualitatively distinct forms of dissociation? A review and some clinical implications. *Clinical Psychology Review, 25*, 1–23.

Howell, E. F. (2003) Narcissism, a relational aspect of dissociation. *Journal of Trauma & Dissociation, 4*(3), 51–71.

Howell, E. F. (2005). *The dissociative mind.* Hillsdale, N. J.: Analytic Press.

Howell, E. F. (2014). Ferenczi's concept of identification with the aggressor: Understanding dissociative structure with interacting victim and abuser self-states. *American Journal of Psychoanalysis, 74*, 48–59.

Howell, E. F. & Itzkowitz, S. (Hrsg.). (2016). *The dissociative mind in psychoanalysis.* New York: Taylor & Francis.

Huber, M. (2011). *Viele sein – ein Handbuch. Komplextrauma und dissoziative Identität – verstehen, verändern, behandeln.* Paderborn: Junfermann.

ISSTD – International Society for the Study of Trauma and Dissociation (2011). Guidelines for treating dissociative identity disorder in adults, 3rd revision. *Journal of Trauma and Dissociation, 12*(2), 115–187. [Dt. Ausg.: *Expertenempfehlung für die Behandlung der Dissoziativen Identitätsstörung (DIS) bei Erwachsenen.* https://www.degpt.de/]

Jaffe, R. (1968). Dissociative phenomena in former concentration camp inmates. *The International Journal of Psychoanalysis, 49*, 310–312.

Janet, P. (1889). *L'automatisme psychologique.* Paris: Alcan.

Jones, E. (1982). *Das Leben und Werk von Sigmund Freud, Bd. 3.* Bern u. a.: Huber.

Jung, C. G. (1948). *Über psychische Energetik und das Wesen der Träume. Über psychische Energetik und das Wesen der Träume.* Zürich: Rascher.

Kernberg, O. F. (1978). *Borderline-Störungen und pathologischer Narzissmus.* Frankfurt a. M.: Suhrkamp.

Kinston, W. & Cohen, J. (1986). Primal repression: clinical and theoretical aspects. *The International Journal of Psycho-Analysis, 67*, 337–355.

Klein, M. (2000 [1946]). Bemerkungen über einige schizoide Mechanismen. In dies., *Gesammelte Schriften, Bd. 3* (S. 1–41). Stuttgart, Bad Cannstadt: frommann-holzboog.

Kluft, R. P. (2006). Dealing with alters: A pragmatic clinical perspective. *Psychiatric Clinics of North America, 29*, 281–304.

Kluft, R. P. (2011). Behandlung der dissoziativen Identitätsstörung aus psychodynamischer Sicht. In Reddemann, L., Hofmann, A. & Gast, U. (Hrsg.), *Psychotherapie der dissoziativen Störungen. Krankheitsmodelle und Therapiepraxis – störungsspezifisch und schulenübergreifend* (3. Aufl.; S. 64–90). Stuttgart: Thieme.

Kluft, R.P. (2014). *Pacing in der Traumatherapie. Verarbeitung der traumatischen Erinnerungen bei dissoziativen Störungen mit der Technik der Fraktionierten Abreaktion.* Lichtenau, Westfalen: Probst.

Knipe, J. (2007). Loving eyes: Procedures to therapeutically reverse dissociative processes while preserving emotional safety. In Forgash, C. & Copeley, M. (Hrsg.), *Healing the heart of trauma and dissociation.* New York: Springer.

Kohut, H. (1976). *Narzißmus. Eine Theorie der psychoanalytischen Behandlung narzißtischer Persönlichkeitsstörungen.* Frankfurt a.M.: Suhrkamp.

Kössler, M. & Scheidt, C.E. (1997). *Konversionsstörungen. Diagnose, Klassifikation und Therapie.* Stuttgart: Schattauer.

Kupersmid, J. (1993). Freud's rationale for abandoning the seduction theory. *Psychoanalytic Psychology, 10*, 275–290.

Lanius, R.A., Vermetten, E., Loewenstein, R.J. et al. (2010). Emotion modulation in PTSD: Clinical and neurobiological evidence of a dissociative subtype. *American Journal of Psychiatry, 167*, 640–647.

Lasky, R. (1978). The psychoanalytic treatment of a case of multiple personality. *Psychoanalytic Review, 65*, 355–380.

Laub, D. (2000). Eros oder Thanatos? Der Kampf um die Erzählbarkeit des Traumas, *Psyche – Zeitschrift für Psychoanalyse, 9/10*, 860–894.

Laub, D. & Auerhahn, N.C. (1993). Knowing and not knowing massive psychic trauma: forms of traumatic memory. *The International Journal of Psychoanalysis, 74*, 287–302.

Lichtenberg, J.D. & Slap, J.W. (1973). Notes on the concept of splitting and the defense mechanism of the splitting of representations. *Journal of the American Psychoanalytic Association, 21*, 772–787.

Liotti, G. (2006). A model of dissociation based on attachment theory and research. *Journal of Trauma and Dissociation, 7*, 55–74.

Lyons-Ruth, K., Dutra, L., Schuder, M. & Bianchi, I. (2006). From infant attachment disorganization to adult dissociation: Relational adaptations or traumatic experiences? *Psychiatric Clinics of North America, 29*, 63–86.

Maercker, A, Brewin, C.R., Bryant, R.A. et al. (2013). Proposals for mental disorders specifically associated with stress in the International Classification of Diseases-11. *Lancet, 38*, 1683–1685.

Marchand, A., Nadeau, C., Beaulien-Prévost, D. et al. (2015). Predictors of posttraumatic stress disorder among police officers. *Psychological Trauma, 7*, 212–221.

Masson, J. (1984). *Was hat man dir, du armes Kind, getan? Sigmund Freuds Unterdrückung der Verführungstheorie.* Reinbek: Rowohlt.

Mattheß, H. (2013). Strukturelle Dissoziation der Persönlichkeit. Störungsbilder mit schwerer dissoziativer Persönlichkeitsdesintegration mit der Wertigkeit einer Persönlichkeitsstörung. In Wöller, W., *Trauma und Persönlichkeitsstörungen. Ressourcenbasierte Psychodynamische*

Therapie (RPT) traumabedingter Persönlichkeitsstörungen (2. Aufl.; S. 113–134). Stuttgart: Schattauer.

Mattheß, H. & Nijenhuis, E. (2013). Wie behandeln wir Patienten mit schwerer struktureller Dissoziation der Persönlichkeit? In Wöller, W. (Hrsg.), *Trauma und Persönlichkeitsstörungen* (2. Aufl.; S. 570–593). Stuttgart: Schattauer.

Mattheß, H. & Sack, M. (2010). Bewährte und nützliche Strategien in der Behandlung von Patienten mit komplexen dissoziativen Störungen. *Persönlichkeitsstörungen, 14*, 104–116.

Mattheß, H. & Schüepp, R. (2013). Dissoziative Störungen. In Sack, M., Sachsse, U. & Schellong, J. (Hrsg.), *Komplexe Traumafolgestörungen* (S. 421–436). Stuttgart: Schattauer.

Meares, R. (2012). *A dissociation model of borderline personality disorder.* New York, London: Norton.

Modai, I. (1994). Forgetting childhood: A defense mechanism against psychosis in a Holocaust survivor. *Clinical Gerontologist, 14*(3), 67–71.

Moskowitz, A. (2008). Association and dissociation in the historical concept of schizophrenia. In Moskowitz, A., Schafer, I. & Dorahy, M.J. (Hrsg.), *Psychosis, trauma, and dissociation: Emerging perspectives on severe psychopathology* (S. 35–50). London: John Wiley.

Mosquera, D., Gonzalez, A. & van der Hart, O. (2009). Borderline personality disorder, childhood trauma and structural dissociation of the personality. *Persona, 11*, 4–72.

Myers, C.S. (1940). *Shell shock in France 1914–1918.* Cambridge: Cambridge University Press.

Nijenhuis, E.R.S. (2018). *Die Trauma-Trinität: Ignoranz – Fragilität – Kontrolle. Enaktive Traumatherapie.* Göttingen: Vandenhoeck & Ruprecht.

North, C.S. (2015). The classification of hysteria and related Disorders: Historical and phenomenological considerations. *Behavioral Science, 5*, 496–517.

Overkamp, B. (2005). *Differentialdiagnostik der dissoziativen Identitätsstörung (DIS) in Deutschland: Validierung der Dissociative Disorders Interview Schedule (DDIS).* Dissertation, LMU München. https://derbuntering.de/pdf/Overkamp_Bettina.pdf

Panksepp, J. (1998). *Affective Neuroscience: The Foundations of Human and Animal Emotions.* New York: Oxford University Press.

Pape, W. & Wöller, W. (2015). Niedrig dosiertes Naltrexon in der Behandlung dissoziativer Symptome. *Nervenarzt, 86*, 346–351.

Payne, J.D., Nadel, L., Britton, W.B. & Jacobs, W.J. (2004). The biopsychology of trauma and memory. In Reisberg, D. & Hertel, P. (Hrsg.), *Memory and emotion* (S. 76–128). Oxford: Oxford University Press.

Perls, F. (2014 [1974]). *Gestalttherapie in Aktion* (11. Aufl.). Stuttgart: Klett-Cotta.

Plassmann, R. (1989). Grundriß einer analytischen Körperpsychologie am Beispiel der Artefaktkrankheit. *Fragmente. Schriftenreihe zur Psychoanalyse, 31*, 59–79.

Potthoff, P. & Wollnik, S. (Hrsg.). (2015). *Die Begegnung der Subjekte. Die intersubjektiv-relationale Perspektive in Psychoanalyse und Psychotherapie.* Gießen: Psychosozial-Verlag.

Putnam, F. W. (2003). *Diagnose und Behandlung der Dissoziativen Identitätsstörung.* Paderborn: Junfermann.

Reddemann, L. (2017). *Psychodynamisch imaginative Traumatherapie. PITT – Das Manual* (9. Aufl.). Stuttgart: Klett-Cotta.

Reddemann, L., Hofmann, A. & Gast, U. (Hrsg.). (2011). *Psychotherapie der dissoziativen Störungen* (3. Aufl.). Stuttgart: Thieme.

Reddemann, L. & Wöller, W. (2017). *Komplexe posttraumatische Belastungsstörung.* Göttingen: Hogrefe.

Reed, G. M., Sharan, P., Rebello, T. J. et al. (2018). The ICD-11 developmental field study of reliability of diagnoses of high-burden mental disorders: results among adult patients in mental health settings of 13 countries. *World Psychiatry, 17*, 174–186.

Reinders, A. A., Nijenhuis, E. R. S., Paans, A. M. et al. (2003). One brain, two selves. *Neuroimage, 20*, 2119–2125.

Rudolf, G. (2012). *Strukturbezogene Psychotherapie. Leitfaden zur psychodynamischen Therapie struktureller Störungen* (3. Aufl.). Stuttgart: Schattauer.

Sachsse, U. (2009). *Traumazentrierte Psychotherapie.* Stuttgart: Schattauer.

Sack, M. (2004). Diagnostische und klinische Aspekte der komplexen posttraumatischen Belastungsstörung. *Nervenarzt, 75*, 451–459

Sack, M., Sachsse, U. & Schellong, J. (Hrsg.). (2013). *Komplexe Traumafolgestörungen.* Stuttgart: Schattauer.

Schacter, D. L. (1996). *Wir sind Erinnerung. Gedächtnis und Persönlichkeit.* Reinbek: Rowohlt.

Schäfer, I., Gast, U., Hofmann, A., Knaevelsrud, C. et al. (Hrsg.). (2020). *S3-Leitlinie Posttraumatische Belastungsstörung.* Stuttgart: Thieme.

Schlumpf, Y. R., Nijenhuis, E., Chalavi, S. et al. (2013). *Dissociative part-dependent biopsychosocial reactions to backward masked angry and neutral psychopathology, and health.* Chicago: University of Chicago Press.

Schneider, K. (2007 [1950]). *Klinische Psychopathologie* (15. Aufl.). Stuttgart: Thieme.

Schore, A. N. (2007). *Affektregulation und die Reorganisation des Selbst* (2. Aufl.). Stuttgart: Klett-Cotta.

Schore, A. N. (2010). Projective identification, unconscious communication, and the right brain. http://www.continuingedcourses.net/active/courses/course064.php (16.08.2019).

Shapiro, F. (2013). *Eye Movement Desensitization and Reprocessing (EMDR)* (2. Aufl.). Paderborn: Junfermann.

Shengold, L. (1967). The effects of overstimulation: Rat people. *The International Journal of Psycho-Analysis, 48*, 403–415.

Steele, K., Boon, S. & van der Hart, O. (2017). *Die Behandlung traumabasierter Dissoziation. Eine praxisorientierte, integrative Vorgehensweise.* Lichtenau: Probst.

Stern, D.B. (2003). *Unformulated experience: From dissociation to imagination in psychoanalysis.* New York: Routledge Taylor & Francis Group.

Stern, D.B. (2004). The eye sees Itself: Dissociation, enactment, and the achievement of conflict. Contemporary *Psychoanalysis, 40*, 197–237.

Streeck, U. (2000). *Erinnern, Agieren und Inszenieren. Enactments und szenische Darstellungen im therapeutischen Prozess.* Göttingen: Vandenhoeck & Ruprecht.

Thompson, C.M. (1964). Sándor Ferenczi, 1873–1933. In Green, M.R. (Hrsg.), *Interpersonal psychoanalysis: The selected papers of Clara M. Thompson* (S. 65–66). New York: Basic Books.

Tschan, W. (2015). *Missbrauchtes Vertrauen, Sexuelle Grenzverletzungen in professionellen Beziehungen. Ursachen und Folgen* (2. Aufl.). Basel: Karger.

Uhlmann, H. & Baier, H. (2010). Behandlung dissoziativer Anfälle. Neue Studien und Therapieempfehlungen. *Nervenheilkunde, 4*, 225–228.

van der Hart, O. (2016). Die Geschichte der traumabedingten Dissoziation unter besonderer Berücksichtigung der Dissoziativen Identitätsstörung. In Eckhardt-Henn, A. & Spitzer, C. (Hrsg.), *Dissoziative Bewusstseinsstörungen* (S. 3–23). Stuttgart: Schattauer.

van der Hart, O., Nijenhuis, E.R.S. & Steele, K. (2008). *Das verfolgte Selbst. Trauma und Dissoziation. Strukturelle Dissoziation und die Behandlung chronischer Traumatisierung.* Paderborn: Junfermann.

Vermetten, E., Dorahy, M.J. & Spiegel, D. (Hrsg.). (2007). *Traumatic dissociation. Neurobiology and treatment.* Washington, D.C.: American Psychiatric Publishing.

Vissia, E.M., Giesen, M.E., Chalavi, S. et al. (2016). Is it trauma- or fantasy-based? Comparing dissociative identity disorder, post-traumatic stress disorder, simulators, and controls. *Acta Psychiatrica Scandinavica, 134*, 111–128.

Watkins, J.G. & Watkins, H.H. (2012). *Ego-States – Theorie und Therapie. Ein Handbuch* (3. Aufl.). Heidelberg: Carl-Auer-Systeme.

WHO – Weltgesundheitsorganisation (1992). *Internationale Klassifikation psychischer Störungen: ICD-10.* Bern: Huber.

Winnicott D.W. (1953). Transitional objects and transitional phenomena. A study of the first not-me possession. *The International Journal of Psycho-Analysis, 34*, 89–97.

Winnicott D.W. (1974). Fear of breakdown. *International Review of Psycho-Analysis, 1*, 103–107.

Winnicott, D.W. (2006 [1960]). *Reifungsprozesse und fördernde Umwelt.* Gießen: Psychosozial-Verlag.

Winnicott, D.W. (2008 [1949]). Die primitive Gefühlsentwicklung. In ders., *Von der Kinderheilkunde zur Psychoanalyse* (S. 51–65). Gießen: Psychosozial-Verlag.

Wöller, W. (1993) Psychoanalytische Theorien zur Depersonalisierung. *Forum der Psychoanalyse, 9*, 122–131.

Wöller, W. (2005). Traumawiederholung und Reviktimisierung nach körperlicher und sexueller Traumatisierung. *Fortschritte der Neurologie und Psychiatrie, 73*, 83–90.

Wöller, W. (2013). *Trauma und Persönlichkeitsstörungen* (2. Aufl.). Stuttgart: Schattauer.

Wöller, W. (2014a). *Bindungstrauma und Borderline-Störung.* Stuttgart: Schattauer.

Wöller, W. (2014b). Depersonalisierung. In Mertens, W. (Hrsg.), *Handbuch psychoanalytischer Grundbegriffe* (4. Aufl.; S. 160–161). Stuttgart: Kohlhammer.

Wöller, W. (2016a). Assoziationsmodell. Drittes psychodynamisches Theoriemodell neben Konflikt- und Strukturmodell? *Psychotherapeut, 61*, 66–71.

Wöller, W. (2016b). Der ausreichend gute Therapeut. *Psychotherapeut, 61*, 105–109.

Wöller, W. (2019). Therapeutische Beziehung bei komplex traumatisierten Patienten. *Psychotherapie im Dialog, 20*, 83–86.

Wöller, W. & Kruse, J. (2018). *Tiefenpsychologisch fundierte Psychotherapie* (5. Aufl.). Stuttgart: Schattauer.

Wöller, W., Lampe, A., Mattheß, H., Schellong, J., Leichsenring, F. & Kruse, J. (2020). *Komplexe posttraumatische Belastungsstörung. Ein Manual zur Behandlung nach Kindheitstrauma*. Stuttgart: Schattauer.

Wöller, W. & Mattheß, H. (2017). Dissoziation bei der Borderline-Störung. In Eckhardt-Henn, A. & Spitzer, C. (Hrsg.), *Dissoziative Bewusstseinsstörungen. Grundlagen – Klinik – Therapie* (2. Aufl.; S. 410–412). Stuttgart: Schattauer.

Wöller, W. & Mattheß, H. (2018). Komplexe Traumafolgestörung. In Schellong, J., Epple, F. & Weidner, K. (Hrsg.), *Praxisbuch Psychotraumatologie* (S. 120–127). Stuttgart: Thieme.

Wurmser, L. (1997). *Die verborgene Dimension. Psychodynamik des Drogenzwangs*. Göttingen: Vandenhoeck & Ruprecht.

Wurmser, L. (2012). *Die zerbrochene Wirklichkeit. Psychoanalyse als das Studium von Konflikt und Komplementarität.* Berlin: Springer.

Wurmser, L. (2017). *Die Masken der Scham* (7. Aufl.). Berlin, Heidelberg, New York: Springer.

Psychosozial-Verlag

Mathias Hirsch

Schuldgefühl

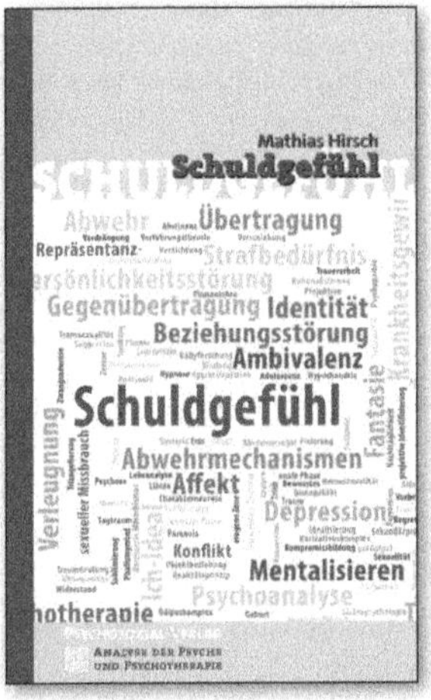

2016 · 135 Seiten · Broschur
ISBN 978-3-8379-3007-8

Wer kennt sie nicht: die Last von Schuldgefühlen?

Während Schuldempfinden in der Regel hilfreich ist, um das soziale Miteinander zu regulieren und Reife zu ermöglichen, erschweren pathologische Schuldgefühle das Leben und den eigenen Entwicklungsprozess. Die Gründe für irrationale Schuldgefühle liegen in der Kindheit und lassen sich auf negative Erfahrungen zurückführen wie physische oder sexuelle Gewalt, emotionalen Missbrauch, nicht betrauerte Verluste oder eine unerwünschte Existenz. Solche Erlebnisse werden verinnerlicht und erzeugen traumatische Introjekte, die Beziehungs- und Identitätsstörungen zur Folge haben und Schuldgefühle verursachen.

Mathias Hirsch zeigt, wie wichtig es ist, in der Psychotherapie sorgfältig zwischen realer Schuld und irrationalen Schuldgefühlen zu unterscheiden und dem Phänomen der negativen therapeutischen Reaktion sowie besonderen Gegenübertragungsreaktionen sensibel zu begegnen. Er nimmt eine psychoanalytisch fundierte Systematisierung des Schuldgefühls vor und differenziert zwischen Basis-, Vitalitäts-, Trennungs- und traumatischem Schuldgefühl.

Walltorstr. 10 · 35390 Gießen · Tel. 0641-969978-18 · Fax 0641-969978-19
bestellung@psychosozial-verlag.de · www.psychosozial-verlag.de